Bookspot

soul & mate

MELODY ROSE

DIE FARBE MEINER GEDANKEN

Roman

soul & mate

Die deutschsprachige Autorin **Melody Rose** hat ihre Leidenschaft für Bücher in die Wiege gelegt bekommen. Schon mit ihrer Mutter ist sie in fremde Welten eingetaucht. Mit dem Schreiben von Fanfictions hat sie später begonnen und nun ihr Zuhause im Verfassen von Romanen gefunden. Wenn man sie nicht mit einem Buch in der Hand vorfindet, dann steht sie in der Küche und backt.

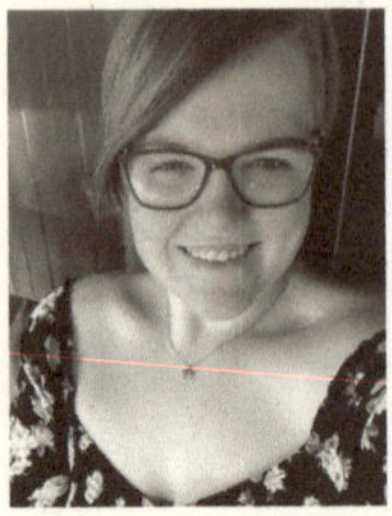

© privat

Bereits erschienene Titel:

- »Winterzauber in den Rocky Mountains« (»Verliebt in Clarcton«-Reihe Band 1)
- »Auf vier Pfoten ins Weihnachtsglück« (»Verliebt in Clarcton«-Reihe Band 2)
- »Winterkuss mit Zuckerstreuseln« (»Verliebt in Clarcton«-Reihe Band 3)
- »Traummann gesucht, Rockstar gefunden«

1. Auflage

Lektorat: Yvonne Schmotz
Korrektrat: Ursula Schötzig
Satz/Layout: Martina Stolzmann
Covergestaltung: Ilaria Doro
Titelmotiv: Unsplash/Thomas Renaud

Druck: CPI – Clausen & Bosse, Leck

CO_2-Compensation
2023 Print Product
with FirstClimate.com

ISBN 978-3-95669-176-8
www.bookspot.de

Für meine eigene Saskia.
Mit dieser Geschichte habe ich ihr den Kampf angesagt:
Ich habe gewonnen.

Liebe Leser:innen,
dieser Roman enthält Szenen und Beschreibungen mit potenziell triggernden Inhalten. Deshalb findet ihr am Ende des Buches eine Beschreibung der Inhalte.

Dann könnt ihr selbst entscheiden, ob ihr die Geschichte lesen möchtet.

Vielen Dank!
Eure Melody Rose

1 – Fressen oder gefressen werden

»Es war an einem Morgen, als ich beschloss, der Stimme in meinem Kopf einen Namen zu geben. Vielleicht würde es leichter werden, wenn ich die Depression von nun an Saskia rufen würde. So als wäre sie eine entfernte Freundin, die ab und an zu Besuch kommt und immer Chaos hinterlässt. Es war wieder eine dieser Nächte, in denen ich keine Sekunde die Augen geschlossen halten konnte. Die Zweifel, die dann einen Walzer tanzen, lassen meinen Kopf nicht zur Ruhe kommen. Die Träume, die manchmal für Stille sorgen, haben sich zurückgezogen und mich im Stich gelassen. Demnach habe ich kaum geschlafen. Saskia lag auf mir drauf und hat versucht, mich so fest zu umarmen, dass es schmerzte. Es war so schlimm, dass ich mir schließlich einfach das Kissen gegen das Gesicht drückte und um mein Leben schrie. Meine Stimme brach irgendwann und ohne dass ich genug Zeit hatte, um all meine Sorgen aus mir herauszuschreien, wurde der Schrei immer leiser. Nach einiger Zeit wurde mein Atem regelmäßiger. Wisst ihr, wie erschöpft man in einer Phase ist, in der Saskia zu Besuch ist? Stellt euch einfach vor, eure nervigste Cousine ist bei euch zu Gast, und als wäre das nicht schlimm genug, reibt sie euch ihren Erfolg unter die Nase. Und das Ganze in tausendmal so schlimm.«

Ich klappe das Notizbuch zu, von dem ich hoffe, dass es niemals jemand lesen wird. Wenn das passieren würde, wäre ich sofort abgestempelt. In unserer heutigen Zeit einen solchen Stempel aufgedrückt zu bekommen, erinnert eher an ein Brandzeichen, das sich in deine Haut frisst und dortbleibt. Ich rücke meine Brille zurecht und sehe mich um. Es ist noch viel zu früh am Morgen, um mich schon auf mein Fahrrad zu setzen und in die Schule zu fahren. Heute ist der erste Tag nach den Sommerferien und das Abschlussjahr steht vor der Tür. Während es meinen Mitschülern, wie ich der Klassengruppe entnehmen konnte, nicht schnell genug damit gehen kann, die Schule zu beenden, fühle ich mich leer. Die Angst vor der Zukunft baut sich vor mir auf wie der böse Wolf vor Rotkäppchens Oma. Wie soll ich mit 15 Jahren wissen, wie mein weiteres Leben verlaufen soll? Wie kann es sein, dass jetzt schon so eine große Entscheidung von mir verlangt wird, ich allerdings noch nicht einmal das Recht habe, wählen zu gehen? Ich schüttele den Kopf. Die Gedanken müssen aufhören. Ich möchte einen guten Abschluss machen, damit mir alle Türen offenstehen. Meinen Eltern erzähle ich immer, dass ich genau weiß, was ich tun möchte. Doch in mir drin? Nichts als ein schwarzes Loch.

Keine Leidenschaft für irgendeinen Beruf, welcher der Norm entsprechen würde. Ich atme tief ein und fahre mit meinen Händen in meine rotblonden Wellen. Ich muss nachdenken, alle meine Gedanken zu einem Strang verweben und mich vollkommen auf die guten Noten konzentrieren. Alles im Leben dreht sich darum, immer in allem der Beste zu sein. Der beste Verkäufer, die beste Absolventin. Es gibt für alles einen Wettkampf. Mein Vater zum Beispiel erhält bei genügend Abschlüssen im Monat eine Sonderzahlung, auch das ist nichts anderes als die Belohnung für das Streben danach, der Allerbeste zu sein. Doch was ist, wenn es für mich okay ist, gut zu sein, aber nicht überragend? Was wäre, wenn ich zwar gute Noten haben möchte, aber nicht sehr gut sein muss, damit es mir gut geht? Es geht mir mit einer Eins auf dem Zeugnis nicht automatisch besser als mit einer Drei. Doch das wird gesellschaftlich nicht akzeptiert. Bei einem Notendurchschnitt von 1,7 bekommt man einen Preis, es wird im Abschlusszeugnis für immer einen Satz geben, der dich daran erinnert, dass du mit am besten warst.

Ich bin müde vom ewigen Kämpfen, müde von den Machtspielen, von denen ich weiß, dass ich sie sowieso verlieren werde. Und dann ist da ja auch noch Saskia, die mir mein Leben nicht wirklich leichter macht. Wie kann ich nur so müde sein, aber gleichzeitig so fiese Gedanken haben, dass ich den wohlverdienten Schlaf nicht erreiche? *Wohlverdient, das denkst du nur*, murmelt Saskia. Sie hat recht. Es steht mir nicht zu, Erholung zu finden, schließlich habe ich noch keinen Schimmer, was ich mit dem Rest meines Lebens anfangen will. Erst wenn ich einen groben Plan habe, wird Saskia zufrieden sein. *Ich werde nie zufrieden sein.* Rosige Aussichten.

Ich stehe vor dem Schultor und wippe mit den Füßen nervös auf und ab. Meine Schultasche ist nicht so schwer wie der große Panther, der sich in meine Schulterblätter gekrallt hat und mich unbedingt auf dem Weg in die Abschlussklasse begleiten wollte. Die Schule beginnt erst in einer Stunde, die Erfurter Sonne steht bisher noch nicht wirklich hoch und die leichte Herbstbrise wirbelt um mich herum. Ich greife an die Träger meines Rucksacks und umklammere sie. Heute ist der Tag des Neubeginns, aber gleichzeitig auch der Moment, in dem ich wieder in der Welt voller Masken gefangen bin. Trotzdem habe ich den Eindruck, dass es mich in der Schule schlimmer hätte treffen können. Ich habe Freunde, bin wohl irgendwie auch beliebt oder werde zumindest respektiert. Aber wenn sie in mein Inneres blicken könnten, wüssten sie, dass es dort einer trockenen Wüste gleicht. Ich drohe auszutrocknen, auch wenn mein Gesichtsausdruck das genaue Gegenteil zeigt. Ich stehe morgens auf und gemeinsam mit dem alltäglichen Zähneputzen und Gesicht waschen ist es fast so, als wäre es für mich dann auch an der Zeit, meine Gestik und Mimik noch einmal vor dem Spiegel zu üben, um später mit dieser aufgesetzten Maske das Haus zu verlassen. Ich bin diejenige, die ohne Saskia an ihrer Seite alle zum Lachen bringt. Die allerdings selbst vergessen hat, was es bedeutet, aus tiefstem Herzen zu kichern. All das bin ich und so viel mehr, doch im Moment bin ich vor allem eines: eine Schauspielerin, die seit drei Jahren das Theaterstück ihres Lebens perfekt beherrscht. Getrieben von der Angst, dass entdeckt werden könnte, wie dunkel alles ist, obwohl ich nach außen hin so tue, als würde ich in tausend Farben strahlen.

»Isa. Was machst du denn schon hier?« Ich zucke zusammen, löse die Finger von meinem Rucksack und drehe mich um. Leon steht vor mir. Seine dunkelblonden Haare stecken wie immer unter einer Beanie und das Skateboard lehnt lässig an seinem Bein. Ich höre in mich hinein, ja, ich habe ihn über die Ferien wirklich ein wenig vermisst.

»Ich war ein bisschen früher dran. Wollte nicht in den Ansturm geraten.«

Leon zieht mich in eine kurze Umarmung.

»Abschlussjahr: Fressen oder gefressen werden, nicht wahr?«, meint er und grinst mich spitzbübisch an.

Er ahnt nicht, dass ich mich fühle, als wäre ich schon vor langer Zeit verdaut und wieder ausgespuckt worden.

»Alles okay bei dir? Du wirkst nachdenklich. Nervös vor dem letzten Jahr?« Leon hat die tolle Angewohnheit, in mir ein bisschen mehr zu lesen, als ich es eigentlich zulassen will.

»Ja.« Ich kichere, um meine Unsicherheit zu verstecken. »Es ist beängstigend, vor allem weil wir noch nicht wissen, ob wir uns danach je wiedersehen werden.« Als Leon die Augen aufreißt, spüre ich, wie Saskia mir ihren Ellenbogen in die Magengrube rammt. *Du willst doch nicht, dass er mich entdeckt?*, speit sie mir entgegen und sofort rudere ich zurück. »Also ich meine, wie oft man sich dann noch sieht.«

Leon legt locker seinen Arm um meine Schulter.

»Die Hummelcrew wird nichts auseinanderreißen, Isa. Wir sind die einzig Wahren. Weißt du noch, das haben wir uns geschworen.«

Ich erinnere mich, als wäre es gestern gewesen. Saskia war damals noch nicht an meiner Seite und ich ein komplett anderes Mädchen. Heute bin ich mir nicht mehr so sicher, ob die Hummelcrew wirklich für immer so eng verwoben bleiben wird. Unsere Wege werden sich trennen und ich kann mir nicht vorstellen, dass ich die Energie haben werde, die Freundschaften zu pflegen. Das tue ich ja jetzt schon kaum noch.

Ich sehe zu Leon und in diesem Moment fühlt es sich an, als wäre ich wieder zurück in dem Augenblick vor drei Jahren. Es war in der fünften Klasse am letzten Schultag vor den Sommerferien.

Ich sehe meine Freunde an und mein Herz schlägt ein bisschen schneller. Auf der Realschule brauchst du eine Clique, das wurde mir immer wieder eingetrichtert. Aber das ist gar nicht so einfach, denn die Menschen sind unterschiedlich. Jeder von uns tickt anders und trotzdem stehe ich hier nun im Kreis der Leute, die ich an mich ranlassen möchte. Und Leons Hand halte ich in meiner linken. Weil er mein Freund ist. Mein erster richtiger Freund. Das ist er auch ohne ersten Kuss, dazu lasse ich mich nicht drängen. Layla, Bettina und Markus stehen ebenfalls bei uns und wir alle strecken unsere rechten Fäuste in die Mitte.

»Wir sind die Hummelcrew. Uns kann niemand trennen. Wir gegen den Rest der Welt.«

Und dann schlagen wir die Fäuste aneinander und fangen an zu brummen, lachen und alles fühlt sich toll an. Leon streicht mir über die Haare. Seinen Eltern gehört ein Reiterhof, deshalb werden wir uns in den Ferien nicht sehen. Sie werden viel zu tun haben. Das ist okay.

»Du bist so wunderschön wie eine Blume, Isa.«

Ich werde rot und strahle ihn an. Nichts könnte perfekter sein als dieser Augenblick.

Ein Jahr später hat mich Saskia besucht, das erste Mal. Auch wenn ich anfangs dachte, sie wäre nicht von Dauer, weiß ich jetzt, dass sie es ist. Alle Emotionen werden von ihr in eine Umarmung gezogen und dadurch verlieren sie an Farbe. Das ist okay, denn zum Glück bemerkt es niemand. Außer mir und Saskia. Wir beide sind genau deshalb ein Team, oder? Aber will ich das überhaupt?

Du hast keine Wahl!, kreischt Saskia unerträglich laut in meinem Kopf.

Am liebsten würde ich mich in die Ecke stellen und die Hände auf die Ohren drücken, stattdessen grinse ich Leon an und füge hinzu: »Und wir waren so verliebt.« Sein Blick wird strahlender. Seine Augen erinnern mich an das Meer, an Rostock, wo ich mit meinen Eltern als Kind immer gewesen bin. Unbeschwertheit, Sand unter den Füßen und keine düsteren Gedanken.

»Das waren wir, ja.«

»Bis ich alles kaputtgemacht habe.« Dieser Satz hängt unausgesprochen zwischen uns. Zum Glück muss ich nicht weiter darüber nachdenken, denn der Rest der Clique kommt schon auf uns zugerannt mit strahlenden Gesichtern und Augen, die von Abenteuern in den Ferien sprechen.

2 – Das Band der Freundschaft

Die Aufregung vor dem ersten Schultag war früher größer, als man noch nicht wusste, welche Klassenkameraden einen erwarten. Das nervöse Kribbeln, wie kleine Ameisen im Bauch, ist mittlerweile längst verflogen, denn als ich in die Runde blicke, ruft das nur ein Gefühl in mir hervor: Routine. Ich kenne die Leute alle schon mehrere Jahre. Das sind unsere letzten Monate zusammen, alle an einem Strang ziehend, mit nur einem Ziel: einen Abschluss machen. Und feiern, extrem viel Party steht wohl an, zumindest wenn ich nach den Gesprächen um mich herum gehe.

Ich bin eine der Jüngsten in meiner Klasse. Dadurch, dass ich im März Geburtstag habe, bin ich mit sechs Jahren eingeschult worden. Fast alle meine Mitschüler dürfen Bier schon legal konsumieren – nicht, dass Saskia je zulassen würde, dass wir auf eine Party gehen. Ich schlucke den aufkommenden Schmerz von verpassten Momenten hinunter und blicke auf, als Frau Roth das Zimmer betritt. Sie ist seit letztem Jahr unsere Klassenlehrerin, Ende 40, hat zwei Kinder und liebt das Wandern. Das sieht man ihr auch irgendwie an, zumindest wenn man den Klischees glaubt. Sie ist sehr nett, kann aber auch streng sein, wenn man ihre Regeln nicht beachtet. Für Frau Roth stehen Noten im Vordergrund und ich bin froh, dass sie sich nicht für die persönlichen Probleme ihrer Schüler interessiert, denn genau das rettet mich davor, dass jemand von Saskia erfährt.

»Guten Morgen, liebe Schülerinnen und Schüler der Klasse 10 a. Herzlich Willkommen im härtesten Schuljahr.« Sie lächelt, doch man sieht ihr an, dass sie es genießt, uns alle noch nervöser zu machen. Sie liebt es, uns zu Höchstleistungen anzustacheln, und genau deshalb sind wir die mit Abstand stärkste Klasse des Jahrgangs. »In diesem Jahr werdet ihr über euch hinauswachsen. Ihr werdet neue Perspektiven kennenlernen und vor allem werdet ihr sehr viel Zeit auf euren Hinterteilen am Schreibtisch verbringen. Mehr als euch aktuell bewusst ist.«

In den Ferien habe ich schon einmal die Bücher durchforstet, die für dieses Schuljahr wichtig werden. Da wir auf eine normale Realschule gehen, haben wir in der neunten Klasse bereits den kompletten Stoff für die Abschlussprüfung durchgenommen. Eigentlich geht es jetzt nur noch um Wiederholung, Lernen und schließlich darum, die Examen zu überstehen.

Ich atme tief durch und höre Frau Roth weiter zu: »Jetzt aber erst einmal der Stundenplan für dieses Jahr. Außerdem gibt es noch einige organisatorische Themen zu besprechen. Die Mittagsschule entfällt heute für euch aufgrund einer Konferenz.«

Es traut sich niemand zu jubeln, außer Emil. Er ist unser Klassenclown, hat immer ein lockeres Lächeln auf den Lippen und einen guten Spruch auf Lager. Seine Eltern sind Landwirte und an seinen Oberarmen kann man erkennen, dass er viel mit anpacken muss.

»Dann kann heute ja die erste Party steigen«, freut er sich.

Ich verkneife mir ein Schmunzeln, als sich Frau Roths Lippen kräuseln. Tja, so viel zu harter Arbeit. Aber wir sind Teenager, wir wollen verdammt noch mal etwas erleben.

Du nicht. Saskia. Immer da, wenn ich sie nicht brauche.

Das Klingeln zur ersten großen Pause im Schuljahr hat immer etwas Magisches an sich. Ein Jubeln geht durch die Klasse und ich erhebe mich. Schnell fotografiere ich den Stundenplan ab und sende ihn in unsere Familiengruppe. Sie besteht aus Mama, Papa und mir. Mehr als uns drei gibt es nicht und das ist auch gut so. Mama ist Krankenschwester und arbeitet in Schichten. Sie ist auf der Kinderstation zuständig und liebt ihre Arbeit. Papa ist oft auf Geschäftsreise, weil er als Ingenieur viel mit Partnern im Ausland zu tun hat. Trotzdem habe ich großes Glück, denn ich werde von beiden geliebt und habe ein super

Verhältnis zu ihnen. *Bis auf die Tatsache, dass sie deine Depression und deine Traurigkeit nicht sehen. Ohne sie wäre ich nicht hier,* flüstert mir Saskia ins Ohr. Ich schlucke die aufkommenden Tränen herunter.

»Isa, kommst du mit raus? Der Kiosk hat heute Bockwurst zum Sonderpreis.« Layla, das Mädchen in unserer Gruppe, das essen kann wie ein Scheunendrescher, ohne dabei ein Gramm zuzunehmen. »Ich komme gleich hinterher, ja?«, entgegne ich. Sie nickt und zieht die Augenbrauen kurz hoch, bevor sie kehrtmacht und rausläuft. Merkt sie, dass sich langsam, aber sicher meine Depression auch auf meine Freundschaften auswirkt? Ich kehre in mich: Beherrsche ich meine Rolle im Theaterstück meines Lebens nicht mehr gut genug? Als ich die Glastür ansehe, erblicke ich das Spiegelbild eines jungen Mädchens. Meine rotblonden Haare gehen mir bis über die Schultern, ich habe immer leichte Wellen. Beides habe ich von meinem Papa, sowohl die Farbe als auch die Struktur. Ich wurde oft genug als Weasleytochter bezeichnet, aber es gibt wohl schlimmere Beleidigungen. Immerhin zeichnen sich die Mitglieder der Familie Weasley aus *Harry Potter* durch Loyalität, Mut und Aufopferung für die Menschen, die sie lieben, aus. Und sie sind sehr schlau, auch wenn sie ein bisschen tollpatschig sind.

Die dunkelgrünen Augen habe ich von meiner Mutter, genau wie die Stupsnase und die Sommersprossen. Ich trage heute ein Sommerkleid mit einer dickeren Strumpfhose. Der Herbst kommt langsam und da ich kein Fan von Hosen bin, trage ich dann meist einfach etwas Dickeres darunter.

»Kommst du jetzt?«, ruft mir Leon zu und ich nicke. Dann laufe ich hinaus in Richtung Kiosk. Der Pausenhof ist gut gefüllt und ich merke, wie mein Herzschlag sich fast augenblicklich beschleunigt. Die vielen verschiedenen Menschen mag Saskia ganz und gar nicht. Ich versuche die aufkommende Panik, die sich wie ein Nebelschleier um mich aufbauen will, wegzuatmen.

Das habe ich online gelesen und es funktioniert ganz gut. Glück gehabt, ich sehe wieder klarer und laufe auf meine Freunde zu. Layla hat zwei Würstchen in der Semmel in der Hand und streckt mir eine entgegen.

»Auf unsere erste Bockwurst im Schuljahr. Im letzten Jahr.« Und dann stoßen wir mit unseren Brötchen an und für einen Moment fühle ich Normalität in mir und das Gefühl ist unbeschreiblich gut. Als ich in die Wurst beiße und in die Runde blicke, fällt mir auf, wie sehr wir uns in den letzten Jahren verändert haben. Nicht unbedingt nur äußerlich, auch wenn Layla ihre beeindruckenden schwarzen Locken mittlerweile häufiger ungeglättet trägt, obwohl sie das früher immer vermieden hat, auch sonst sind wir irgendwie reifer geworden.

Ein kurzes Schmunzeln huscht über meine Lippen, als Leon versucht zu essen, ohne sich dabei zu besudeln. »Das war noch nie deine Stärke, hm?«, stichelt Markus. Leon war schon immer derjenige von uns, der es geschafft hat, sich bei jedem Essen zu bekleckern.

»Was haltet ihr denn davon, wenn wir diese Woche noch mal an den See fahren, bevor der Herbst kommt?« Der Vorschlag kommt von Markus. Ich bin mir sicher, dass im Duden neben Wasserratte ein Bild von ihm zu finden ist. Er ist im Schwimmteam der Schule, zu Hause hat seine Familie einen Pool, und dass ihm nicht schon Flossen gewachsen sind, grenzt an ein Wunder.

»Es ist viel zu kalt dafür«, bibbert Layla, die sogleich einen Schmollmund als Antwort von Markus bekommt. Sie ist immer die Erste aus unserer Gruppe, die die Winterjacke herausholt, sobald es auch nur zwanzig Grad hat. Bettina hakt sich bei ihr unter.

»Der spinnt wohl, unsere Marielle. Bei einem beheizten Schwimmbad könnten wir uns noch mal darüber unterhalten.« Ich liebe das Wortspiel aus Arielle und Markus, außerdem weiß ich genau, dass Layla um diese Jahreszeit im Schwimmbad erfrieren würde, schließlich hasst sie die Kälte mehr als jeder andere.

Die beiden gehen ein Stück und ich spüre den Stich in meinem Herzen, denn ich habe immer mehr das Gefühl, nicht mehr dazuzugehören. In den letzten Jahren bin ich ruhiger geworden. Saskia flüstert mir ins Ohr: *Du bist nicht gut genug, um in dieser Crew zu sein.*

Ich zucke zusammen, auf einmal schmeckt die Bockwurst zu salzig und ich fange an zu husten, verschlucke mich.

»Alles okay, Isa?«, hakt Bettina nach und ich winke nur ab.

Klar, außer dass ich krank bin.

Der Unterricht vergeht wie im Flug. Wir behalten die Bücher, die wir bereits vor den Sommerferien erhalten haben. Hinzu kommt nur noch Prüfungslektüre, diverse Lernhefte und als der Gong ertönt und uns in den Feierabend schickt, fühle ich, wie Erleichterung durch meine Adern strömt. Der erste Tag ist überstanden und da die Lehrer sich voll und ganz auf unsere Noten konzentrieren, wird die ewige Fragerei um unsere Zukunft wohl aufhören. Das Karussell in meinem Kopf darf kurz stehen bleiben, sodass ich die Aussicht genießen kann. Ich stelle mir vor, wie ich den Blick über Erfurt werfe. Vielleicht kann ich mir auch noch eine Zuckerwatte holen auf der Kirmes, die sich vor meinem inneren Auge abspielt.

»Isa? Geht es dir gut?« Frau Lehmann, unsere Biolehrerin, steht vor mir und ich verwerfe den Gedanken an den Geschmack von Zucker auf meiner Zunge. Sie muss gerade vorbeigekommen sein, denn Biologie stand heute noch nicht auf dem Plan. In den sechs Ferienwochen scheint sie sich kaum verändert zu haben. Ihren blonden Bob durchziehen dunkelbraune Strähnen und ihre schwarze Brille sitzt wie eh und je auf der Nase.

»Klar, ich räume noch kurz zusammen.«

»Das hast du doch schon.« An ihrem Lachen höre ich, dass sie unsicher ist. Sie weiß gerade nicht, was mit mir los ist, und ich wünschte, ich könnte ihr die Wahrheit sagen. Als ich auf den Schreibtisch vor mir schaue, liegt da nichts mehr. Ich scheine alles aufgeräumt zu haben, als ich auf meiner Gedankenkirmes war.

Wenn du so weitermachst, kommen wir nicht mal bis in die Herbstferien. Sie werden dich wegsperren. Saskias Stimme klingt bedrohlich und ich spüre augenblicklich, wie meine Finger anfangen zu zittern, meine Hände einen leichten Schweißfilm bilden und ich sie lieber zu Fäusten balle.

»Ist alles okay? Du bist ganz blass.« Frau Lehmann legt mir ihre Hand auf den Unterarm und ich zucke zusammen. Bevor Saskia zu mir kam und die Probleme zu groß wurden, um damit Lehrkräfte zu belästigen, habe ich mich Frau Lehmann anvertraut. Ich kann nicht glauben, dass ich nicht den Mut habe, um ihr die Wahrheit zu sagen. Was würde ich dafür tun, jetzt einfach den Mund aufzumachen? Stattdessen lüge ich, denn das kann ich am besten.

»Der erste Tag war sehr anstrengend. Ich gehe lieber nach Hause, mich eine Runde hinlegen.«

»Isa – warte. Willst du mit mir über irgendetwas sprechen?«

Alle Alarmglocken in mir fangen an zu schrillen und Saskia schreit ununterbrochen in meinem Inneren.

»Nein danke, alles in Ordnung. Einen schönen Tag für Sie.« Damit reiße ich meinen Rucksack von dem leeren Platz neben mir und springe auf. Ich verlasse so schnell den Klassenraum, dass es fast an eine Flucht erinnern könnte. Flucht vor mir selbst.

»Saskia wird immer besitzergreifender. Der erste Schultag war die Hölle. Sie macht mich wahnsinnig und ich weiß nicht mehr, wie

lange ich sie noch verheimlichen kann. Frau Lehmann scheint stutzig zu werden. Wenn meine Klassenkameraden von Saskia erfahren, brandmarken sie mich. Dann bin ich in dieser Schublade gefangen und komme nie wieder raus, niemand wird mehr Isa sehen. Alle werden die Kranke sehen, die von ihren eigenen Dämonen gefressen wird. Wie lange kann ich Saskia noch ohne professionelle Hilfe ertragen? Wie lange wird das noch gut gehen? Ich bin verzweifelt. Wie soll ich mich auf das neue Schuljahr konzentrieren, wenn meine Gedanken doch in einem Autoscooter sitzen und die ganze Zeit woanders andocken? Verdammt. Ich kann diese Zeilen niemals jemandem zeigen, aber manchmal wünsche ich mir nur eines: Hilfe, ohne jemanden vor den Kopf zu stoßen. Ich wünsche mir Anonymität und eine helfende Hand, die mich nicht von der Klippe schubst, über der ich hänge. Einen Rettungsanker auf hoher See. Doch je länger ich diese Zeilen tippe, desto mehr wird klar, wie ausweglos meine Situation ist. Saskia schreit immer lauter, meine Finger zittern und sie möchte, dass ich aufhöre, über sie zu schreiben. Wie lange wird es noch dauern, bis sie mich eingenommen hat? Wie lange bin ich noch Isa?
Ich habe Angst, so fürchterliche Panik vor der Zukunft. Saskia tut weh. Sie tut mir so weh, der Schmerz sammelt sich. Ich muss weg.«

Meine krampfenden Finger lassen den Stift ins Tagebuch fallen und die Tinte verteilt sich auf dem Papier. Die Tränen kullern meine Wangen herab, nein, sie strömen eher hinunter und ich schlinge die Arme um mich. Ich wiege mich hin und her und versuche, mich mit meiner eigenen Umarmung zu trösten, eine Schutzmauer zu bauen, die sowieso wieder eingerissen wird. Manchmal denke ich, Saskia würde eine gute böse Hexe abgeben. Immerhin macht sie jeden Tag mein Leben schwieriger.

»Isabell? Das Essen ist fertig.« Ich höre den Ruf meiner Mutter, doch kann nicht antworten. Die Schluchzer umschlingen meine Stimmbänder und machen ein zitterfreies Sprechen unmöglich. Zum Glück habe ich ein eigenes Badezimmer und kann kurz darin verschwinden, um mir das Gesicht zu waschen und durchzuatmen. Ich blicke mich im Spiegel an. Die verquollenen roten Augen, die Schatten darunter und die bebende Unterlippe.

Du bist nicht mehr als ein Häufchen Elend. Saskia spinnt meine Gedanken in ihrem Rad und verwebt mich in ihren Stoff. Sie hat recht. Ich bin ein Niemand. Ich bin zu schwach, um ihr zu trotzen. Zu kaputt, um weiterzukämpfen. Die Angst davor, in einem aussichtslosen Kampf gegen sie zu verlieren, ist größer als der Mut, es zu versuchen.

»Isabell?« Die Stimme meiner Mutter klingt nah, ich habe kaum noch Zeit. Schnell spritze ich mir Wasser ins Gesicht, fahre mit den Fingern durch meine Haare, wobei sie noch chaotischer werden, und gehe dann durch mein Zimmer in den Flur. Dort laufe ich auch direkt Mama in die Arme. »Alles okay, mein Schatz? Hast du mich nicht gehört?«

Ich war verloren in meiner eigenen Gedankenwelt, Mama. Deshalb konnte ich mich nicht melden, weil meine Stimme versagt hat.

»Ich war kurz eingenickt. Der erste Tag war anstrengend.« Ich küsse ihre Wange, weil wir uns heute noch nicht gesehen haben, und wünsche mir nur eines: irgendwann die Worte auszusprechen, die ich denke, und nicht die, die gehört werden wollen.

»Ich habe Szegediner Gulasch gekocht, danach geht's dir gleich besser.«

Wohl kaum, denke ich mit einem hoffentlich überzeugenden Lächeln und folge ihr nach unten.

3 – Guter Tag, für einen guten Tag

Als der Wecker klingelt, liege ich bereits seit zehn Minuten wach. Ich strecke mich, blicke kurz auf mein Smartphone und schreibe einen schnellen Guten-Morgen-Gruß in den Gruppenchat der Hummelcrew. Als ich mich aufsetze und in meine Hausschuhe schlüpfe, fühle ich mich wirklich erholt. Die Nacht war gut und als ich mich im Badezimmer vor dem Spiegel betrachte, habe ich das Gefühl: Heute wird ein guter Tag. Ein kleines Lächeln schleicht sich auf meine Lippen. Ich gehe kurz auf die Toilette, wasche mein Gesicht, putze meine Zähne und bin dann im Bad auch schon fertig. Ich bin kein großer Freund vom Schminken, auch wenn alle in der Clique derzeit vernarrt in Beautyvideos sind. Ich kann bei dem Thema einfach nicht mitreden und das ist in Ordnung. Man muss nicht auf jeden Zug aufspringen oder so ähnlich. Ich schlüpfe in eine schwarze Jeans und ziehe ein grünes Shirt an, darüber streife ich meinen Oversize Hoodie. Heute steht mir der Sinn nicht nach einem Kleid. Auch wenn ich hoffe, es heute nicht zu brauchen, verstaue ich schnell noch mein Tagebuch im Schulrucksack. Es beunruhigt mich, wenn ich es nicht dabeihabe. Wenn meine Gedanken zu laut werden, dann muss ich sie niederschreiben, ansonsten platzt mein Kopf. Oder es fühlt sich zumindest so an. Ich stecke mir die AirPods in die Ohren. Mein Vater kommt erst Ende der Woche von seiner Geschäftsreise zurück und Mama ist schon im Krankenhaus. Demnach habe ich heute Morgen – wie so häufig – meine Ruhe. Als ich aus dem Haus gehe, ist die Sonne gerade am Aufgehen. Ein Blick auf mein Handy sagt mir, dass wir bereits 6:45 Uhr haben. Ich genieße es, mich früher auf den Weg zu machen, um noch Zeit zu haben, bevor der Unterricht losgeht. Schnell schwinge ich mich auf mein Rad, mache die Musik leise an und radle durch die Straßen Erfurts zur Schule.

Ich mag Fahrradfahren, die frische Luft lässt einen wach werden. Gäbe es nicht die Autofahrer, die einem das Leben schwer machen, wäre es ein entspannter Sport. Ich könnte auch bald mit meinem Mofaführerschein beginnen, aber irgendwie bin ich noch unsicher. Ehrlich gesagt weiß ich nicht, ob ich noch eine Prüfung schaffe. Schnell verwerfe ich den Gedanken, da ich in meinen Kopfhörern mein Handy klingeln höre. Es ist Layla. Per Sprachbefehl gehe ich ran.

»Hey Layla, alles klar?«, begrüße ich sie und versuche, dabei nicht ganz außer Atem zu klingen. Meine Kondition ist in den Sommerferien nicht gerade zur Bestform aufgelaufen. Ich war noch nie sonderlich sportlich, aber seit ich Saskia zu Besuch habe, ist es mir meist einfach nicht möglich, Sport zu machen.

»Morgen. Ja, alles gut so weit«, begrüßt mich Layla. »Ich wollte dir nur sagen, dass ich an den Fahrradständern warte. Ich war vor dir dran.« »Cool, danke. Dann bis gleich!«

Sie legt auf und ich genieße die Klänge der Popmusik in meinen Ohren. Es sind nur noch rund fünf Minuten, bis ich in der Schule ankomme. Layla und ich warten meistens aufeinander und diese Routine tut mir gut. Es ist alles beim Alten. Wir sind immer noch wir und das ist wichtig, immerhin haben wir nicht einmal mehr zwölf Monate gemeinsam, bevor jeder in seine eigene Zukunft aufbricht. Wie Schmetterlinge, die in unterschiedliche Richtungen schwärmen und in den verschiedensten Farben leuchten. Der Gedanke an die kleinen Insekten sorgt dafür, dass sich meine Mundwinkel nach oben ziehen. Langsam kommt auch die Sonne heraus und ich kann den Sonnenaufgang fast erahnen, als ich mein Rad abstelle und mich für einen neuen Schultag wappne. Der erste richtige im Abschlussjahrgang. Unbegreiflich. Layla steht schon an den Fahrradständern und hebt die Hand zur Begrüßung. Es ist toll, wenn jemand auf einen wartet.

Zusammen gehen wir rein. Es sind noch fünfzehn Minuten bis zum Unterrichtsbeginn und die Hummelgruppe sitzt bereits gemeinsam im Klassenraum. Wir setzen uns dazu und ich genieße jeden Moment davon.

»Markus, wie läuft's eigentlich mit Maya? Du hast gestern gar nichts erzählt.« Leon klopft ihm auf die Schulter, um seine Worte zu unterstreichen. Ich versuche, mich an eine Maya zu erinnern, doch ich habe keine Ahnung, von wem sie sprechen. Anscheinend ist es auch nicht wichtig, denn Markus winkt nur ab.

»Vergiss es. Schnee von gestern. In den Ferien ist eher was anderes passiert.« Sein Blick gleitet kurz zu Layla und ich ziehe die Augenbrauen nach oben. Habe ich etwas verpasst? »Also ich meine, es war viel los. Waren ja auch am Bodensee und nicht viel zu Hause und so.«

Er spricht schnell, Nervosität durchtränkt seine Worte und die roten Ohren sprechen ihre eigene Sprache. Läuft da etwa wirklich etwas zwischen den beiden? Es wäre das erste Mal seit meinem kleinen Abstecher vor zwei Jahren mit Leon, dass es innerhalb unserer Clique eine Liebesbeziehung gibt. Was nicht verwunderlich wäre, immerhin verbringen wir alle viel Zeit miteinander. Unsere Biologielehrerin unterbricht mein Gedankenkarussell, als ich gerade nachhaken will. Das muss ich unbedingt auf dem Schirm behalten.

»Guten Morgen, liebe 10 a. Das letzte Jahr, wie aufregend. Ich werde euch alle vermissen«, begrüßt Frau Lehmann die Klasse und ich denke kurz an gestern, als sie mich nach der Schule angesprochen hat. Frau Lehmann ist für mich wie eine Mama, auch wenn ich mich bisher nicht getraut habe, mit ihr über Saskia zu sprechen. Es gibt niemanden in der Klasse, der sie nicht leiden kann. Auch wenn ich mit Biologie nicht wirklich viel anfangen kann, schafft sie es immer, mein Interesse für ihren Unterricht zu wecken.

»Wir Sie auch, Frau Lehmann.« Diese Worte kommen aus den verschiedensten Ecken und auch ich flüstere sie.

»Bevor wir uns gleich über eure Prüfungen unterhalten, muss ich euch noch was erzählen.« Ich lausche gespannt und setze mich aufrechter hin. Es wird sich etwas ändern, das spüre ich, als sie die Hand auf ihren Bauch legt. »Ich werde euch leider nur bis zum Halbjahr begleiten können.« Das Strahlen in ihren Augen und die Geste sagen mehr als tausend Worte. Ich würde mich gern für sie freuen, doch der einzige Gedanke in meinem Kopf ist: Sie wird nicht einmal mehr sechs Monate hier sein. Und ich werde nie genug Mut haben, um mit ihr über alles zu sprechen. Ich verdränge es und tue so, als würde ich mich für sie freuen. Die Klasse applaudiert und ich mache mit. Schauspielerei wäre eventuell ein Karriereweg, immerhin spiele ich jeden Tag die perfekte Rolle im Theaterstück meines Lebens, mal mehr und mal weniger überzeugend, doch das muss den besten Künstlern so gehen, oder?

Ich versuche mein Inneres zu beruhigen und zu meiner eigenen Überraschung klappt es tatsächlich. »Ich werde dennoch mein Bestes geben, um zu eurer Abschlussfeier zu kommen. Ich bringe dann nur jemanden mit«, verspricht Frau Lehmann.

Die Liebe in ihren Augen ist nicht zu übersehen und wie sie dabei unwillkürlich über ihren Bauch streicht, zaubert mir dann doch ein echtes Strahlen ins Gesicht.

Die Schulstunden heute waren noch einmal mit vielen organisatorischen Dinge gefüllt und ich habe so viel mitgeschrieben, dass ich gar nicht wirklich einschätzen kann, was alles auf mich zukommen wird.

»Wir gehen später die Schulsachen kaufen und danach noch ein Eis essen. Die Eisdiele hat nur noch diese Woche offen. Um zwei im Anger1?« Layla blickt mich lächelnd an und ich nicke, recke beide Daumen nach oben.

»Bis später, Leute«, sage ich.

Wir verabschieden uns und ich radle nach Hause, um noch

kurz eine Kleinigkeit zu essen und die Liste mit den Einkäufen fertigzumachen. Das anschließende Treffen mit meinen Freunden wird sicher toll. Zu Hause wartet im Kühlschrank eine Portion Gulasch auf mich, die ich mir in der Mikrowelle erwärme. Auf dem Esstisch liegt ein Umschlag mit meinem Namen darauf und als ich reinschaue, entdecke ich Geldscheine, die wohl für die neuen Schulsachen gedacht sind.

Ich fahre mit der Straßenbahn in die Innenstadt. Das Anger1 ist direkt in der Stadtmitte und mit dem Fahrrad wäre es zu weit, immerhin wohne ich am Stadtrand von Erfurt. Mit der Bahn benötige ich 30 Minuten. Während der Fahrt lausche ich der Musik und schreibe kurz in die Familiengruppe: »Danke für den Umschlag. Ich geh mit Layla, Markus, Bettina und Leon ins Angerl und besorge die Schulsachen. Wollen dann noch ein Eis essen. Hab euch lieb.«

Ich setze noch einen Bussi-Emoji hinterher und wechsele dann in den Gruppenchat der Clique: »Bin in 15 Minuten da. Die Bahn hatte Verspätung.«

Der kotzende Smiley passt echt perfekt. Die Sonne steht am Himmel und wir haben noch einen tollen Herbsttag erwischt, um die Läden unsicher zu machen. Außerdem freue ich mich auf einen riesigen Eisbecher. Heute komme ich aus dem Lächeln gar nicht mehr heraus. Mit meinem Fuß wippe ich passend zum Beat der Musik, die Bahn ist nicht sonderlich voll. Außer mir sitzen noch drei andere Menschen im ganzen Abteil. Ein älterer Herr, eine Mutter mit einem Kinderwagen und ein Mädchen, das wohl in meinem Alter sein wird.

Von der Haltestelle Anger bis zum Einkaufszentrum Angerl sind, es genau wie der Name vermuten lässt, nur wenige Meter. Die Innenstadt ist gefüllt und ich hoffe, Saskia hält sich zurück. Wir mögen keine Menschenmengen, doch was genau habe ich am zweiten Schultag erwartet?

Ich erinnere mich noch genau daran, wie aufregend es immer

war, mit meinen Eltern loszuziehen und mir die Schulordner aussuchen zu dürfen. Vor dem Haupteingang stehen schon Markus und Layla und ich schließe beide in eine kurze Umarmung, um sie zu begrüßen.

»Na ihr beiden? Wartet ihr schon lange?« Sie blicken sich gegenseitig an, bevor sie antworten. Schon wieder habe ich das Gefühl, dass hier irgendwas im Busch ist.

»Ne, sind gerade erst angekommen«, meint Layla kichernd und ihre Wangen färben sich rot. *Heute ist ein guter Tag.* Ich sage kein Wort dazu, dass ich die Vermutung habe, belogen zu werden. Trotzdem bildet sich in meinem Inneren Lava und Saskia zieht sich gerade ihre Boxhandschuhe über, bereit zum K.-o.-Sieg. Ich schlucke die Wut hinunter und werde zum Glück abgelenkt, als sich zwei Hände auf meine Augen legen.

»Leon«, entweicht es mir lachend und er zieht mich in eine feste Umarmung. Sein Parfüm erkenne ich immer noch, immerhin trägt er dasselbe seit ungefähr fünf Jahren und ich genieße es, kurz in seinen Armen zu liegen.

»Bettina muss auf ihre Schwester aufpassen, deshalb ist sie zu Hause geblieben und geht heute Abend gemeinsam mit ihren Eltern los, um sich ihre Schulsachen zu besorgen«, erklärt er uns.

Wann ist es passiert, dass die anderen auch abseits unserer gemeinsamen Treffen Kontakt zu einander haben und ich danebenstehe und alles nur am Rand mitbekomme? Ich habe das Gefühl, als würde sich das Leben aller anderen weiterdrehen und ich bin ein Zuschauer und stehe am Rand. Alle entwickeln sich weiter, nur ich bleibe stehen mit Saskia an meiner Seite, unfähig, mich zu bewegen. Klar, ich habe mich in den letzten zwei Jahren zurückgezogen und natürlich ahnt niemand, dass Saskia, meine Depression, daran schuld ist. Dennoch fühle ich mich von Einsamkeit ummantelt und ziehe instinktiv die Arme an meinen Körper, weil mich ein inneres Frösteln überfährt.

»Lasst uns reingehen, erst die Arbeit und dann das Vergnügen, oder?« Niemand bemerkt, wie meine Stimme zittert und wie falsch mein Lächeln ist. Ich lasse nichts an mich ran, denn heute ist ein guter Tag. Saskia zieht sich zurück und lässt mich machen, ein Zustand, den ich genießen muss, bis sie wieder völlig durchdreht und mich mit an die Klippe zieht.

Es dauert geschlagene zwei Stunden, sich durch das Schreibwarengeschäft zu kämpfen, obwohl unsere Liste nicht annähernd so lang ist wie in den letzten Jahren. Viele unserer Hefte sind noch nicht voll, sodass wir sie weiter benutzen können. Zwischen den Erstklässlern fühlt sich aber trotzdem jede Sekunde an wie Stunden. Als wir alle Punkte auf unserer kleinen Liste abgehakt haben, läuft mir der Schweiß aus allen Poren.

»Ich brauche dringend eine Kugel Eis, wie sieht es bei euch aus?«, schnauft Leon. Auch ihm stehen die Perlen auf der Stirn. Ein Marathon ist nichts dagegen.

»Eis klingt wunderbar«, murmelt Layla erschöpft und wir gehen zum Eisstand. Ich entscheide mich für Oreo und Passionsfrucht und wähle die Variante in der Waffel, auch wenn ich danach aussehen werde wie ein Schwein. Wir setzen uns draußen vor das Einkaufszentrum und die Sonne steht schon tief am Himmel.

»Es war schön, mal wieder etwas gemeinsam zu unternehmen. Aber ich bin echt zu müde, um noch weiter zu shoppen.« Layla gähnt und legt ihren Kopf erschöpft auf die Schulter von Markus. Unbewusst runzle ich die Stirn, doch ich bleibe stumm und genieße lieber die kleinen Kekssstückchen auf meiner Zunge.

»Ich bin auch ziemlich k.o., außerdem ist morgen der erste lange Schultag und dann auch noch Geschichte.« Leon tut so, als müsste er sich übergeben, und ich fange schallend an zu lachen.

»Du und dein Hass auf dieses Fach. Es ist doch wichtig zu wissen, was unsere Vorfahren so erlebt haben.«

Ich blicke ihn an und lege den Kopf dabei schief. Manchmal frage ich mich, wie ich mich damals in ihn verknallen konnte, doch wenn ich ihn dann ansehe, fällt es mir wieder ein. Die Stupsnase, der leichte Schmollmund und die immer freundlich dreinblickenden Augen sind einfach unwiderstehlich – also waren es. Bis ich gemerkt habe, dass er sehr viel mehr für mich empfindet als ich für ihn.

»Lieber schnell ein Pflaster abreißen als warten, bis die Wunde getrocknet ist und daran hängen bleibt.« Genau das würde meine Mutter jetzt sagen.

»Lasst uns noch das Eis fertig essen und dann abhauen, oder?«, meine ich und meine Freunde nicken mir bekräftigend zu. Mir fällt nur am Rande auf, dass Laylas Kopf noch immer auf Markus' Schulter ruht und er mit seinen Fingerspitzen kleine Kreise auf ihren Oberarm zeichnet.

Als ich zu Hause ankomme, duftet es bereits hervorragend und mein Magen knurrt. Das Eis war nicht so sättigend wie erwartet und mich gelüstet es nach etwas Deftigem.

»Bin wieder da.« Ich schlüpfe aus meinen Chucks und stelle sie ins Schuhregal, anschließend ziehe ich mir meinen Hoodie über den Kopf und werfe ihn erst einmal mit meinem Rucksack in die Ecke. Wenn ich nachher nach oben gehe, werde ich das Zeug mitnehmen. Oder Mama bringt es später, mal sehen, wer schneller ist. Ich gehe ins Wohnzimmer und lächle meine Mutter an.

»Na Schatz, wie war dein Tag?«, erkundigt sie sich. Ich gebe ihr eine kurze Zusammenfassung, während ich den Tisch decke. Zum Schluss hole ich noch Wasser und Johannisbeersaft aus dem Kühlschrank und beende meine Erzählung: »An sich war es also ein echt guter Tag.«

»Das freut mich zu hören. In der Klinik ist total viel los. Am Wochenende, wenn dein Vater heimkommt, muss ich einspringen.«

»Hättet ihr da nicht eigentlich euren Hochzeitstag?«, frage ich und versuche damit auch mein Magenknurren zu übertönen. Auf dem Teller landen ein Paar Wiener Würstchen und zwei große Schöpfer Kartoffelsalat.

»Ja. Wir werden das nachholen. Guten Appetit, mein Schatz.«

Ich erwidere nur ihren Wunsch, weil ich ihr die Traurigkeit über den verpassten Hochzeitstag ansehen kann. Als der Kartoffelsalat in meinem Mund landet, genieße ich die Geschmacksexplosion. Das Saure der Essiggurken paart sich mit dem Cremigen der Kartoffeln und den knackenden Äpfeln.

»Es schmeckt hervorragend«, sage ich mit vollem Mund kauend und ernte direkt einen tadelnden Blick von Mama. Wie passen Tischmanieren und Genuss nur manchmal zusammen? Ich grinse sie entschuldigend an und als ich meine Portion leer gegessen habe, bin ich nicht nur gesättigt, sondern auch meine Mutter ist wieder ein bisschen besser drauf.

Ich habe meinen Rucksack schließlich selbst mit nach oben genommen, bin schon bettfertig und werde gleich eine Folge Serie streamen. Davor möchte ich allerdings noch in mein Tagebuch schreiben. Immerhin muss ich auch die guten Tage dokumentieren, um mich daran zu erinnern, dass es solche überhaupt gibt. Ich krame in meiner Tasche nach meinem Notizbuch und bin verwundert. Ich weiß genau, dass ich es eingepackt habe. Schweiß bildet sich, mein Herz schlägt schneller, meine Finger fangen an zu zittern. Wo zur Hölle ist es? Ich leere den Rucksackinhalt auf den Boden, setze mich daneben und suche alles ab. Keine Spur von meinem Tagebuch.

Von einem Moment auf den nächsten rollt die Panikattacke wie eine Lawine über mich hinweg, ohne dass ich mich dagegen wehren kann. Es ist, als ob der schlimmste Albtraum meines Lebens wahr geworden wäre.

4 – Alles wie im Rausch

Ich sitze in der Ecke meines Zimmers und presse mir das Kissen aufs Gesicht, um meine verzweifelten Schreie zu unterdrücken. Ich versuche, mich daran zu erinnern, ob ich meinen Namen im Tagebuch erwähnt haber und ich bin mir fast sicher. Verdammt, wie kann man nur so blöd sein? Saskia tigert in meinem Kopf nervös hin und her, sorgt für eine Attacke nach der anderen.

Du musst losgehen und es suchen!, schreit sie kontinuierlich. Ich drücke mein Gesicht auf das Kopfkissen und die Hände auf die Ohren, doch wenn die Rufe aus dem Inneren kommen, bringt das nichts. Ich kann nicht atmen, alles zieht an mir vorbei. Saskia hat recht, ich muss alles absuchen. Ich muss noch mal zum Anger fahren, in der Schule nachschauen. Hauptsache, ich sitze hier nicht weiter nichtsnutzig herum. Ich darf mich nur nicht erwischen lassen. Ein Blick auf die Uhr zeigt mir, dass es schon viel später ist als erwartet. Wenn die Attacken sich wiederholen, vergisst man die Zeit. Ich habe mich schon oft wiedergefunden und es waren mehrere Stunden vergangen. Ich fühle mich dann immer wie in einem Tunnel, ich höre das gefährliche Kreischen des Zuges schon hinter mir. Es ist egal, wie schnell ich renne, denn er kommt näher. Und schließlich überfährt er mich immer wieder. Wenn die Panikattacken so schlimm sind wie heute, merke ich sogar körperliche Schmerzen. Natürlich ist mir klar, dass der Zug nur imaginär ist, trotzdem tut mir alles weh, als ich mich erhebe und aus dem Fenster sehe. Die Regentropfen trommeln an die Scheibe, machen ein Wettrennen, wer als Erstes am Fensterrand ankommt. Es ist stockdunkel, was kein Wunder ist um 23 Uhr. Ich müsste schon längst schlafen, schließlich klingelt in ein paar Stunden der Wecker. Ohne mein Tagebuch bei mir fühle ich mich leer. Ich reiße mir die Haut an den Nägeln auf, um einen anderen Schmerz zu spüren als den, welchen Saskia mir gerade zufügt. *Zieh dich an, schwing dich aufs Rad und dann los*, zischt sie nah an meinem Ohr. Ihre Stimme klingt so bedrohlich, dass sich eine Gänsehaut auf meinen Armen bildet, und ich befolge ihren Rat. Oder ihrer Drohung, je nachdem wie man es definiert. Ich ziehe mir nur kurz irgendwelche Klamotten über und dann noch eine Jacke, schnappe mir das Beanie von meinem Schreibtisch und stecke mein Handy in die Jackentasche. Niemand darf erfahren, dass ich die Verrückte bin, die diese Worte geschrieben hat.

Sie sperren dich weg, murmelt Saskia immer wieder und ich denke nicht lange darüber nach und klettere aus meinem Fenster. Ich habe diesen Trick bisher nur genutzt, wenn ich meinen Schlüssel vergessen habe. Ich habe zwar oft den Drang verspürt, abzuhauen, aber es noch nie durchgezogen. Jetzt ist alles anders. Das Adrenalin in meinen Adern wird in Kombination mit der Panik zu einem bedrohlichen Cocktail.

Es wäre gelogen zu behaupten, dass ich auf irgendwelche Verkehrsregeln achte, als ich auf meinem Fahrrad sitze. Meine Beine brennen nach wenigen Minuten, weil mich Saskia die ganze Zeit noch mehr antreibt. Ich trete so schnell in die Pedale, dass ich immer wieder abrutsche und meinen Fuß erneut draufsetzen muss. Es regnet, der Herbst scheint es sich langsam bequem zu machen. *Wo soll ich nur als Erstes hin?*, frage ich mich und kann nicht verhindern, dass mir die Panik die Sicht vernebelt. Ein lautes Hupen weckt mich aus diesem Albtraum und ich fahre schnell auf den Gehweg. »Du musst schon aufpassen, Mädchen!«, schreit der Autofahrer und ich zittere am ganzen Körper. Ich muss als Erstes zum Anger. Es wird lange dauern, aber da muss ich anfangen. Vielleicht ist mein Tagebuch auch in der Bahn liegen geblieben?

Es gibt Tausende Möglichkeiten und je mehr ich darüber

nachdenke, desto mehr verliere ich den Glauben daran, es je wiederzufinden. Verdammt, ich habe ein riesiges Problem. Was ist, wenn es zufällig jemandem in die Hände fällt, der mich kennt? Die Angst schlingt sich wie eine eiserne Faust um mein Herz und drückt zu.

Sie werden dich wegsperren. Du wirst nie wieder ein normales Leben führen können. Deinen Abschluss kannst du vergessen. Wie soll das alles enden? WIE?, kreischt Saskia und ich fange ebenfalls an zu schreien.

»Bitte hör auf, bitte. Es muss aufhören«, flüstere ich, als mein Schrei versagt, weil meine Stimmbänder schmerzen. Zum Glück hat mich niemand schreien gehört, die Straße ist menschenleer.

Ich weiß nicht, wie viel Zeit vergangen ist, bis ich vom Fahrrad steige und es achtlos auf den Boden werfe. Ich stehe vor dem Anger1, dem Einkaufszentrum, in dem vor ein paar Stunden noch alles gut war. Meine Welt war in Ordnung, zwar nicht perfekt, aber trotzdem würde ich alles dafür tun, um mit Hermines Zeitumkehrer zurückreisen zu können. Ich suche alle Bänke ab, die um das Einkaufszentrum herum platziert sind, nirgends liegt ein aufgequollenes Buch. Vielleicht habe ich Glück und die Zeilen kann niemand mehr lesen, weil der Regen, den ich bisher nur am Rande mitbekommen habe, sich in die Seiten gefressen hat. Ich stehe vor der Glastür, die in das Center führt, und hämmere dagegen.

»Ich muss hier rein!«, schreie ich und weiß im selben Moment, dass es nutzlos ist. Ich haue meine Stirn gegen die Glastür und der pochende Schmerz lenkt mich für einen kurzen Moment ab.

Ich werde das Tagebuch heute nicht finden, ich bin machtlos.

Nutzlos, nicht machtlos, raunt Saskia. Jede Faser meines Körpers brennt, meine Seele steht in Flammen und ich kann nicht mehr atmen. Ich drücke mir beide Hände fest auf den Brustkorb und ringe nach Sauerstoff.

»Alles in Ordnung?« Plötzlich steht ein junger Mann vor mir, der mich besorgt mustert.

Ich kann nicht antworten, da mir sogar das Atmen schwerfällt. Ich hyperventiliere, meine Hände pressen sich auf meine Brust, weil alles schmerzt. Ich versuche Luft in meine Lungen zu ziehen und vor meinen Augen bilden sich weiße Sterne, die mich in ihren Himmel reißen möchten.

»Mach die Augen auf und sieh mich an.« Ich höre seine Stimme so leise, als würde er flüstern. Meine Ohren fühlen sich an wie mit Watte gefüllt und ich zwinge mich wahrlich dazu, ihn anzusehen. Er ist auf mich zugekommen und nimmt meine beiden Hände in seine. Ich blicke auf und sehe ihm in die Augen.

Ich sollte mich von ihm losreißen. Er ist ein Fremder, doch seine Berührung fühlt sich weder komisch noch unangenehm an. Ich kann nichts tun, seine Augen halten mich fest. Das Atmen tut so weh, die Nadelstiche in meiner Lunge bohren sich in meine Haut.

»Hilf mir«, schreie ich innerlich, doch ich bin zu schwach, um sprechen zu können.

»Du hast eine Panikattacke. Das sind Mistviecher. Aber du weißt, dass sie kommt. Es ist keine Lawine, sondern nur ein kleiner Schneesturm, okay?«

Die Welt um uns herum verschwimmt und ich nehme nur noch ihn wahr. Ich kann nicht mehr sagen, wo ich bin.

»Ich gebe dir den Takt vor und du atmest mit mir. Hör auf deinen Herzschlag. Kogong, Kogong.« Er legt mir zwei Finger auf die Brust und gibt das Tempo vor. Dann atmen wir gemeinsam und der fremde Typ verwandelt sich in einen Rettungsanker am sinkenden Schiff, ohne es überhaupt zu merken. Nach und nach geht es mir besser, noch lange nicht gut, doch der Nebel um mich herum lichtet sich.

»Komm, wir setzen uns mal hin.« Er legt vorsichtig die Arme um mich und weil meine Beine sich anfühlen wie Gummi, kann ich nichts anderes tun, als mich von ihm zu einer der Bänke, die um das Einkaufszentrum verteilt sind, führen zu lassen. Nein, führen wäre falsch. Er stützt mich, weil ich nicht einmal für die einfachsten Dinge, wie ein Bein vor das andere zu setzen, in der Lage bin.

»Es ist okay, ich hab dich, ja?«

Kann er meine Gedanken lesen?

Wir sitzen einen Moment dort, ich atme mit ihm in einem Takt und endlich nach endlosen Minuten merke ich, dass nicht mehr jeder Atemzug sich anfühlt, als würde ich in Flammen stehen. Die Welt um mich herum wird langsam klarer.

Ein komischer Geruch zieht in meine Nase. Er riecht nach kaltem Schweiß, irgendwie unangenehm und es ist mir fast peinlich, dass mir das in meiner absurden hoffnungslosen Situation überhaupt auffällt. Gedanken sind hinterhältig, denn sie überfallen einen aus dem Nichts und mit Aussagen, die man vielleicht gar nicht denken mag.

»Ich habe leider nur noch diese eine Flasche, aber du kannst sie haben.«

Da erst entdecke ich den Einkaufswagen, der neben der Bank steht. Darin sind Decken, die größere Löcher haben als ein Schweizer Käse. Außerdem ein Kissen, auf das ich meinen Kopf niemals freiwillig legen würde. Der Fremde streckt mir eine Wasserflasche entgegen und ich schüttele nur mit dem Kopf.

»Das kann ich nicht annehmen.«

»Du brauchst es gerade dringender als ich. Trinken wird dir guttun, außerdem ist sie noch verschlossen«, entgegnet mein Helfer. Kurz zögere ich und denke an die Regeln, die meine Eltern mir beigebracht haben. Doch die Flasche ist noch verschlossen und ich habe wirklich großen Durst, also greife ich danach.

Ich blicke ihn zum ersten Mal richtig an, als er mir die Wasserflasche reicht. Er ist jünger, als ich angenommen hatte, und trägt eine schiefe Brille auf seiner Nase. Sie erinnert mich an die von Harry Potter und ich betrachte seine Stirn. Statt einer Blitznarbe finde ich dort jedoch nur verkrusteten Schlamm.

»Ich hatte nicht mit einem Gast gerechnet«, murmelt er entschuldigend, als er meinen Blick bemerkt. Gestik und Mimik sind genauso hinterhältig wie Gedanken.

»Danke«, sage ich und trinke einen großen Schluck Wasser. Der Fremde hat an der Lippe eine Narbe, die sternenförmig wirkt.

»Ich bin Phil, eigentlich Philipp, aber so nennen mich nur Fremde.« Er zwinkert mir zu und ich kann es nicht glauben, aber trotz meiner Panik bildet sich ein Lächeln auf meinen Lippen. »Isa. Eigentlich Isabell, aber das mag ich nicht so wirklich.«

Dann strecke ich ihm die Hand entgegen und merke, wie sich mein Puls normalisiert, als er sie drückt und ich erkenne: Ich bin nicht allein.

Wir schweigen einen kurzen Moment und in seinen Augen liegt ein verständnisvoller Schimmer. Er scheint kurz abzuwarten, ob es mir besser geht. Überraschenderweise tut es das langsam.

Wir sitzen noch eine Weile zusammen, bis ich mich wieder beruhigt habe.

»Was machst du um diese Uhrzeit hier? Du siehst traurig aus.«

»Ich habe etwas verloren, das mir sehr wichtig ist.«

»Und das muss dringend gefunden werden?«, fragt er mit einem aufrichtigen Blick und ich nicke.

»Na, da kannst du froh sein, dass ich alle möglichen Ecken von Erfurt kenne. Erzähl mir, was es ist, und ich finde es für dich, falls es hier sein sollte.« Sein Grinsen ist so ansteckend und ich frage mich, ob ich ihm vertrauen kann. »Ich bin kein Axtmörder, keine Sorge, Hazel Grace.«

Er lacht, denn ich erkenne die Anspielung auf *Das Schicksal ist ein mieser Verräter*, dem Buch von John Green, und sehe wohl mindestens so verwirrt aus, wie ich mich fühle.

»Passt nicht in deine Schublade, dass ein Penner liest, was? Aber stell dir vor, ich bin gerade erst 19 geworden, hatte gestern Geburtstag. Aber manchmal spielt das Leben nicht, wie man es sich wünscht.«

Ich möchte ihm gerade gratulieren, als er in die Ferne blickt und noch hinzufügt: »Es gibt Playlisten des Lebens, auf denen nur deine Lieblingssongs darauf sind. Dann gibt es solche, die du ab und an hörst und die in Vergessenheit geraten. Du feierst die Lieder noch, aber nicht mehr so sehr. Und dann gibt es meine Playlist: Lieder, die dir Kopfschmerzen bereiten. Das ist mein Leben, my Lady.«

Ohne groß darüber nachzudenken, lehne ich meinen Kopf an seine Schulter, um ihm Trost zu spenden. Ich kann mir das selbst nicht erklären, wieso ich es tue. Die ganze Situation ist absurd, immerhin hat er mich gerade nach einer Attacke wieder auf den Boden der Tatsachen zurückgebracht. Ich bin ehrlich zu mir, selbst hätte ich das heute nicht mehr geschafft. Niemals.

»Vielleicht können wir uns gegenseitig unsere Lieblingslieder zeigen und die Playlisten erweitern«, murmele ich noch, als er den Arm vorsichtig und erst nachdem er mit einem Nicken meine Bestätigung eingeholt hat, um mich legt und sich ein Band der Freundschaft um uns wickelt, wie eine Schleife um ein Geschenk.

5 – Donutboote und Rettungsanker

Es ist vier Uhr morgens, als ich mich, glücklicherweise unbemerkt, wieder in mein Bett schleiche. Ich habe noch eine Weile schweigend neben Phil gesessen und es genossen, meine Maske abgelegt zu haben. Anscheinend ist doch etwas dran, dass man sich Fremden besser anvertrauen kann. Er wird morgen – oder sollte ich eher sagen später – die Augen nach meinem Tagebuch offen halten. Ich habe ihm gesagt, dass ich in der Bahn war, und außerdem mit dem Fahrrad unterwegs. Er kümmert sich darum und irgendwie beruhigt mich das ein bisschen. Da er leider kein Handy hat, treffen wir uns abends wieder am Anger. Meinen Eltern werde ich einfach sagen, dass ich noch etwas mit der Crew mache. Sie wären wahrscheinlich nicht begeistert darüber, dass ich mich mit einem älteren Jungen ohne Zuhause treffe.

Nicht, dass sie überhaupt begeistert von einem Jungen wären. Also sollte mir ihre Meinung egal sein. Phil hat mir heute Nacht den Hintern gerettet und dafür werde ich ihm dankbar sein, das bin ich schon jetzt. Aber wenn ich ihn schon fast in einer Schublade verstaut hätte, würden Erwachsene ihn auf jeden Fall hineinstopfen. Ich hoffe, ich werde eines Tages nicht so sein. Vielleicht kann ich auf die Leute zugehen, ihnen offen entgegenlächeln und mir erst einmal ihre Geschichte anhören. Das wäre schön. Danach kann ich mir immer noch ein Bild von ihrem Charakter machen, oder nicht? Das kann doch nicht so schwer sein. Auf meinen inneren Notizblock schreibe ich mir, dass ich darauf mehr achten sollte.

Ich schaffe es nicht einmal mehr, den Pullover auszuziehen, bevor ich im Bett lande, innerhalb von Minuten einschlafe und in einen traumlosen Schlaf gleite.

Als der Wecker klingelt, erschrecke ich mich richtig und

muss erst mal meinen Herzschlag beruhigen, ehe ich ihn ausschalten kann. Ich bin todmüde und habe keine Ahnung, wie ich diesen Tag überstehen soll. Ich weiß nicht einmal wirklich, was heute ansteht. Ich werde auf jeden Fall die Augen offen halten, vielleicht habe ich das Buch in der Schule verloren. Ich kann nicht sagen, was ich schlimmer fände: wenn mein Notizbuch aufgequollen durch den Regen irgendwo in der Stadt rumliegt und ich es nie wiederfinde oder wenn ich einer meiner Mitschüler lautstark die Zeilen vor allen anderen vorliest. Mir wird übel und ich kann den Drang, mich zu übergeben, nur mit Mühe unterdrücken. Wie ein Zombie mache ich mich fertig und springe unter die Dusche, weil ich meinen Geruch nicht ertrage. Ich wünschte, ich könnte auch die Unsicherheit und die Panik einfach so im Wasser ertränken. Leider geht das nicht und Saskia ist immer noch nicht ruhig, schließlich haben wir das Tagebuch nicht wiedergefunden.

Ich möchte meinen Abschluss machen, ich möchte nicht in eine Therapieeinrichtung. Das schaffe ich nicht, niemand würde verstehen, wer Saskia ist und wie sie tickt. Das fällt ja sogar mir manchmal schwer und ich selbst – nein, es ist ausweglos!

Ich brauche heute länger im Bad, weil ich vom Regen gestern noch immer die Kälte in meinen Fasern spüre. Ich lasse den Duschstrahl etwas länger auf mich einprasseln. Irgendwie muss ich diesen Schultag überstehen. Wenigstens treffe ich mich nachher mit Phil. Darauf freue ich mich sehr. Irgendwas hat er an sich, das mir Sicherheit gibt.

Den ganzen Tag über klammere ich mich an den Gedanken, dass Phil eventuell das Buch gefunden haben könnte. Auf dem Weg zum Anger halte ich an einem Donutshop an und hole für uns eine 6er-Mischbox aus den unterschiedlichsten runden Köstlichkeiten. Ich habe noch Geld aus dem Umschlag von gestern übrig und mein Taschengeld sammelt sich auch an. Ich habe mir überlegt, Phil ein altes Handy von mir zu geben, damit er mich anrufen kann, sobald er mein Tagebuch gefunden hat.

Am Anger sehe ich ihn schon auf der gleichen Bank wie letzte Nacht sitzen. Er hat den Einkaufswagen diesmal nicht dabei und ich frage mich, ob er ihn irgendwo unterstellen konnte. »Hey.« Sein Lächeln ist freundlich genau wie gestern und es fühlt sich nicht komisch an, ihn wiederzusehen, sondern eher gut.

»Hi.«

»Ich hab 'ne Kleinigkeit mitgebracht. Habe mega Hunger nach der Schule gehabt.« Ich setze mich neben ihn und merke erst da, dass er ein Buch in der Hand hält. Es ist eine abgegriffene Ausgabe von *Die Tribute von Panem* und ich muss ein Lächeln unterdrücken. Immerhin hatten wir gestern erst über das Lesen gesprochen. Ich nehme meine zwei Lieblingsbücher aus dem Rucksack, die ich heute eigentlich Bettina mitbringen wollte, doch jetzt habe ich den Drang, sie ihm zu zeigen. *Mein bester letzter Sommer* von Anne Freytag und *Mein Sommer auf dem Mond* von Adriana Popescu sind in meinem Rucksack gelandet. Die beiden haben mir so gut gefallen, ich bekomme noch immer eine Gänsehaut an meinen Armen, wenn ich an die Geschichten denke. Die Reise zum Mond war einfach unbeschreiblich und ich habe mich beim Lesen nicht mehr so allein gefühlt, immerhin haben Bastian, Tim und Sarah alle ihr Päckchen zu tragen. Fritzi natürlich auch, die es mir besonders angetan hat. Ich hoffe, die Bücher werden Phil ebenfalls gefallen, obwohl er vier Jahre älter ist als ich.

»Wenn du auf Jugendbücher stehst, lies die beiden mal und sag mir danach, wie du sie findest, okay?«

Er wirkt verdattert, dann nickt er und steckt sie in den schwarzen Rucksack, der zwischen seinen Beinen steht.

Am liebsten würde ich ihn direkt mit Fragen nach dem Tagebuch löchern, aber das wäre unhöflich. Also öffne ich erst einmal die Donutbox und kann sein Magenknurren laut und deutlich hören.

»Dich schickt der Himmel, Prinzessin.«

Er ahnt nicht, dass er derjenige ist, der für mich geschickt wurde. Ich will mir nicht ausmalen, was gestern Nacht passiert wäre, wenn er mich nicht vor meiner Panik gerettet hätte.

»Ich habe heute alles abgesucht, aber kein Buch in Sicht. Ich habe sogar beim Straßenbahnfahrer nachgefragt und war im Fundbüro.«

Wir haben gestern noch mögliche Orte zusammengetragen, an denen mein Buch verloren gegangen sein könnte. Die Straßenbahnfahrt war einer davon.

Phil zuckt lässig mit den Schultern. Doch die Erkenntnis, dass mein Buch nicht wieder aufgetaucht ist, sorgt dafür, dass sich mein Magen schmerzhaft verkrampft. Ich lasse den Donut fallen und kann keinen Bissen mehr essen. Saskia springt schockiert auf und reißt panisch die Hände in die Luft. Ich schließe die Augen, versuche zu atmen. Ich presse die Hand auf meinen Magen.

»Mach die Augen auf und sieh mich an.«

Phil ist an mich herangerutscht und hat meine Hände in seine genommen. Ich blicke auf und sehe ihm in die Augen. Wir atmen gemeinsam genau wie gestern. Es ist, als würde er mich einfach wortlos verstehen. Das Vertrauen zu ihm ist in den wenigen Augenblicken zu einem großen Baum mit tiefen Wurzeln geworden, von dem ich nicht einmal wusste, dass ich ihn gepflanzt habe.

Wir verbringen die Zeit zusammen und irgendwie ist alles leichter, wenn er bei mir ist. Dennoch vergehen die Stunden so schnell, dass es Zeit wird aufzubrechen.

»Ich muss dann nach Hause. Hab heute schon Hausaufgaben aufbekommen. Du kannst die restlichen Donuts behalten«, sage ich schließlich. Ich würde Phil gern anbieten ihm etwas zum

Abendessen zu besorgen, doch möchte ich nicht, dass er es falsch auffasst. Es war für mich einer der friedlichsten Nachmittage seit Langem. Vor Phil muss ich mich nicht verstellen und auch wenn ich ihm nichts von Saskia erzählt habe, fühle ich, dass er etwas ahnt. Er fragt nur nicht nach, weil er genau weiß, dass er damit unsere aufkeimende Freundschaft kaputtmachen könnte.

»Wo schläfst du denn immer?«, erkundige ich mich vorsichtig und ich sehe ihn an, versuche keinerlei Wertung in meinen Blick zu legen.

»Mal so, mal so. Darüber brauchst du dir keine Gedanken machen. Sehen wir uns wieder, Prinzessin?« Er nennt mich nicht Isa, doch sein Spitzname für mich gefällt mir sowieso besser. Irgendwie fühle ich mich dadurch besonders.

Ich nicke.

»Vielleicht morgen?«, schlage ich vor.

»Ich kann es nicht abwarten«, antwortet er und drückt mich an sich. Heute riecht er frischer, nur die Klamotten miefen, doch seine Umarmung ist alles, was in diesem Moment zählt.

Ich traue mich nicht seine Worte zu erwidern, also lächle ich nur.

Ich auch nicht. Bei dir kann ich nämlich Isa sein, die neue Isa mit Saskia, und du magst uns beide trotzdem.

»Ich weiß nicht, ob ich das Tagebuch je wiederbekomme, deshalb schreibe ich jetzt hier. Mein Handy werde ich nicht verlieren, hoffe ich. Ich fühle mich leer ohne den Stift in der Hand und Saskia ist immer noch da. Trotzdem ist sie ruhiger, wenn Phil bei mir ist. Ich mag ihn. Er ist so anders als die anderen Jungs. Wahrscheinlich liegt es daran, dass er älter ist. Ich kann mir bildlich vorstellen, dass mein Vater einen roten Kopf bekommen würde, wenn ich ihm sagen würde: »Ich habe einen

Jungen kennengelernt, er ist 19 und obdachlos. Aber er ist sehr nett, Papa, wirklich.«

Erwachsene sind manchmal echt beschissen. Sie leben uns falsche Vorbilder vor. Nur weil jemand kein Zuhause hat, ist er kein schlechterer Mensch. Manchmal spielt das Leben eben nicht dein Lieblingslied, genau das hat Phil gesagt und er hat so recht.

Saskia? Du kannst mich mal. Phil ahnt etwas von dir und mag mich trotzdem, hörst du? Ich hätte nie gedacht, dass das überhaupt möglich ist.

Saskia zeigt mir den Vogel und erinnert mich daran, dass ich Phil noch nicht lange genug kenne, um ihm ein solches Vertrauen einzugestehen. Ich möchte ihr nicht recht geben, weil es sich so gut anfühlt, doch irgendwie schwingt ein kleines Fünkchen Wahrheit darin mit. Ich muss auf mich aufpassen, darf nicht jegliche Hoffnung auf Phil setzen, einen Jungen, den ich nicht kenne und von dem ich nicht einmal weiß, ob er morgen vielleicht gar nicht auftaucht. Ich sollte aufpassen. Auch wenn es mir schwerfällt, denn es fühlt sich an, als wäre es das erste Mal, dass mich jemand sieht.

Mich. Isa, die Saskia im Gepäck hat, die leider nicht so leicht abzuschütteln ist.

Dennoch habe ich Angst. Was passiert, wenn jemand das Buch findet? Wird die Person es lesen? Landet es einfach im Mülleimer? Ich hasse es so sehr, machtlos zu sein. Es fühlt sich an, als würde ich eine Sandburg bauen wollen, aber der Sand klebt nicht und rieselt mir durch die Finger. Die Worte in meinem Tagebuch sind meine persönlichen Gedanken, mein Eigentum. Ich habe doch nur ein Ventil gesucht, um mit meinen Gefühlen klarzukommen. Jetzt habe ich jeden Tag vor der Schule noch mehr Bauchschmerzen als sonst. Bisher kamen diese meist vom Leistungsdruck. Vor Klassenarbeiten habe ich morgens sogar meditieren müssen, um mich so weit zu beruhigen, dass ich in die Schule gehen kann. Der Druck, den ich mir selbst mache, war schon immer riesig. Mit Saskia hat sich das Gewicht verdreifacht und jetzt muss ich nicht nur meine Rolle perfektionieren, sondern habe auch bei jedem Stupser gegen meine Schulter diese schreckliche Szene vor mir. »Wie krank bist du denn? Ich habe dein Tagebuch gefunden. Du bist abartig, absolut geisteskrank, Isa. Such dir Hilfe, das ist ja nicht auszuhalten.« Genau diese Worte würden an mich gerichtet werden, sobald jemand all meine Gedanken liest. Denn ich habe in meinem Notizbuch ja auch die Wellen beschrieben, die mich hinunterreißen und Panikattacken genannt werden.

Saskia? Vielleicht kannst du mich kurz umarmen, ich fühle mich allein. Sobald Saskia da ist, füllt sie mich mit Traurigkeit. Aber sie besteht aus allen Facetten einer Depression: aus Traurigkeit, Panikattacken, Antriebslosigkeit, die dazu führt, dass ich nicht aus dem Bett komme, und dem Gefühl von Leere. Und dieser letzte Aspekt, das Gefühl, nichts mehr zu fühlen, nimmt gerade überhand. Das macht mir noch mehr Angst, weshalb ich lieber den Teil von Saskia rufe, der mich mit Traurigkeit erfüllt. Denn die Leere ist schlimmer als die Traurigkeit. Saskia ist mittlerweile so lange bei mir ist, dass ich manchmal denke, es wäre komisch, wenn sie weg wäre. Ich drehe durch, doch ich kann nichts dagegen tun. Wenigstens bin ich mit ihr nicht mehr einsam, also genieße ich ihre Umarmung. Mit der Gewissheit, dass ich jedes Mal ein bisschen mehr von Isa verliere und Saskia sich in mich schleicht.

Ich bin hoffnungslos verloren und habe keine Ahnung, wie ich den Weg aus dem Labyrinth finden soll. Jede Ecke sieht gleich aus und ich bin schon zu oft falsch abgebogen. Mir würde es reichen, ein normales Leben führen zu können oder mein Tagebuch zurückzuhaben. Nur eines von beidem, und meine Welt wäre wieder mehr im Gleichgewicht, oder?

Am nächsten Tag treffen Phil und ich uns in der Stadt, die Sonne ist noch einmal rausgekommen. Auch wenn ich mich innerlich fühle, als würde ein Gewitter in mir wüten, sorgen die Strahlen auf meiner Nase wenigstens dafür, dass ich ein wenig lächle.

Vielleicht liegt es aber auch an Phil, der auf mich zukommt. Er trägt kurze Shorts, dazu ein Top und ich muss lachen, denn die Farben beißen sich.

»Was kicherst du so, hm?«, begrüßt er mich und ich schüttele nur den Kopf.

»Die Farben deiner Klamotten harmonieren hervorragend.«

»Ich verstehe nicht, was für ein Problem du mit Neonorange und Grün hast.«

Er zieht mich in eine Umarmung und heute riecht er nach Vanille, ein Geruch, den ich bisher von ihm nicht kannte.

»Das Wetter ist so schön, soll ich dir meinen absoluten Lieblingsplatz zum Lesen zeigen?«

Phil grinst mich an und ich kann bei diesem Blick nichts anderes außer Ja sagen, außerdem brenne ich darauf, mehr von ihm zu erfahren.

»Ich hoffe, du hast bequeme Schuhe an. Es ist ein Stück zu laufen.«

Ich sehe auf die Chucks an meinen Füßen, gleichzeitig mit ihm.

»Es gibt nichts Besseres, oder?«

Er wackelt mit seinen Füßen, die in denselben Schuhen stecken, nur sind seine viel größer.

»Nö.« Ich grinse und dann geht er voraus und ich habe Mühe, mit ihm Schritt zu halten. Wir laufen in Richtung Stadtpark.

»Kommst du aus Erfurt?«, frage ich, als ich aufgeholt habe und neben ihm gehe.

»Nein, bin hierhergekommen, nachdem es Stress zu Hause gab.« An seiner Miene erkenne ich, dass er nicht weiter darüber sprechen möchte, deshalb verfallen wir wieder in Schweigen. Nicht, dass es ein unangenehmes wäre, es ist eher so, als hingen wir beide unseren Gedanken nach.

»Du bist ein Erfurter Mädchen, oder?«, will er nach einiger Zeit wissen. Wir erreichen den Park und der Weg unter unseren Füßen wird kieselig.

»Ja, ich kenne nicht wirklich viel anderes. Mama kommt aus Rostock, aber für Papa ist sie hierhergezogen.«

»Gefällt dir die Stadt?«, fragt er weiter und es fühlt sich gut an, mit ihm über alles Mögliche zu sprechen.

»Ja, ich find's schön hier. Nach der Schule würde ich aber gern ein bisschen was von der Welt sehen.« Ich stoppe kurz, weil ich für einen Augenblick Saskia fast vergessen hätte. »Derzeit sind mir Routinen aber sehr wichtig«, schiebe ich deshalb hinterher. Mit Saskia im Gepäck wäre es gar nicht möglich zu reisen, nein, allein der Gedanke daran sorgt für Unwohlsein. Für einen Augenblick habe ich ganz vergessen, dass ich kein normales Mädchen bin. Traurigkeit will sich gerade wie eine Decke um mich legen, als Phil auf einmal stehen bleibt und mit den Armen einladend in Richtung einer Parkbank zeigt. Sie liegt unter einem Baum und ist somit fast ganz von seinen Ästen verdeckt.

»Das ist mein Rückzugsort. Ich dachte, es könnte dir gefallen.«

»Es ist schön hier.«

Phil hebt einige der Äste nach oben und wir gehen in Richtung Bank. Wir lassen uns nieder, setzen uns nebeneinander.

»Du hast doch bestimmt ein Buch dabei, oder? Was hältst du von einem Lesenachmittag?«

Ich kann nicht anders als zu lächeln. Ein echtes Lächeln, von dem ich schon dachte, ich könnte es gar nicht mehr. Dann ziehe ich das Buch aus meiner Tasche, das ich gerade lese, und muss schmunzeln, als ich sehe, dass Phil momentan eine von den Geschichten verschlingt, die ich ihm gestern mitgegeben habe.

»Es ist gut, oder?«, hake ich nach, doch er legt einen Finger auf seine Lippen, um mir zu signalisieren, dass ich die Klappe halten soll. Wir versinken in unseren Welten.

6 – Ich frag' die Maus

Seit neun Tagen dreht sich die Welt um mich herum langsamer als sonst. Ich fühle mich, als wäre ich im Nebel gefangen, keine Sonne kommt mehr durch und alles, was ich tue, mache ich nur noch im Schatten meiner selbst. Phil hat alle erdenklichen Plätze in Erfurt abgesucht, erfolglos. Mittlerweile habe ich mich sogar an die Bauchschmerzen gewöhnt, die sich jeden Morgen einnisten, weil die Angst, in der Schule aufzufliegen, mich lähmt. Ich dachte nie, dass es überhaupt möglich wäre, aber ich bin noch stiller geworden. Nach der Schule treffe ich mich lieber mit Phil als mit meinen Freunden. Ich hänge also nicht nur in Nebelschwaden fest, sondern auch in einem Spinnennetz aus Lügen. Meinen Eltern kann ich die Wahrheit nicht sagen und meiner Clique auch nicht. Immerhin müsste ich dann verraten, dass ich Tagebuch führe und Depressionen habe. Verrückt – das wäre die Beschreibung für mich, die ihnen dazu einfallen würde, da bin ich mir sicher. Von Phil traue ich mich aber auch nicht zu erzählen, schließlich ist er obdachlos und in den wenigen Tagen zu meinem engsten Vertrauten geworden. Das ist ein Fakt, den ich selbst nicht nachvollziehen kann.

Der letzte Schultag ist vorbei und für das Wochenende habe ich mir nichts vorgenommen, außer die Prüfungsbücher zu durchstöbern. Nachdem die Lehrer zuvor noch die Handbremse angezogen hatten, sind sie nun in den Turbomodus gewechselt und ich komme kaum hinterher. Im Unterricht melde ich mich selten, weil meine Stimme immer öfter zittert. Meine Finger hören nicht mehr auf zu beben, weil ich dauerhaft in Angst lebe. Der Vorhang meiner Panikattacken hat sich mittlerweile um mich gewickelt und versucht, mich zu erwürgen. Ich schlucke die aufkommenden Tränen hinunter, die in den letzten Tagen zu einem dauerhaften Brennen in meinen Augen geworden sind. Wie kann einem ein Buch nur so viel bedeuten? Saskia ist präsenter denn je, weil sie Angst hat, entdeckt zu werden. Sie macht mich aggressiv, obwohl ich ruhig bleiben will. Sie macht mich traurig, obwohl ich gerade am Lächeln bin. Sie macht mich müde, obwohl ich gerade erst aufgestanden bin.

Es ist aber okay, immerhin bin ich selbst schuld. Ich hätte das Buch besser verstauen sollen.

Ich bin gerade auf dem Weg in die Stadt, als mein Smartphone vibriert. Phil. Ich habe ihm jetzt ein altes Handy von mir gegeben und wir haben gemeinsam eine SIM-Karte im Laden erworben. Dann kann er mir Bescheid geben, wenn er das Tagebuch gefunden hat. Außerdem wäre es schön, öfter seine Stimme hören zu können oder miteinander zu schreiben. Das erste Guthaben habe ich übernommen. In den öffentlichen Netzen schreibt Phil mir auf WhatsApp und mit dem Prepaidtarif lässt er es bei mir klingeln und ich rufe ihn mit meiner Telefonflatrate zurück.

Wir kennen uns seit zehn Tagen und er ist zu einem der wichtigsten Menschen für mich geworden. Man könnte ihn als meine Homebase bezeichnen, in der ich einfach ich sein kann. Außerdem verurteilt er mich nicht. Fast könnte man denken, Schubladendenken funktioniert in seiner Welt nicht. Vielleicht ist das ein Geschenk, das man erhält, wenn man selbst alles verloren hat.

Ich drücke ihn weg und rufe zurück.

»Hey Prinzessin, weißt du, wo die Maus steht? Es ist dringend.«

Ich runzele die Stirn.

Natürlich weiß ich, wo die Maus steht. Die zwölf KIKA-Figuren sind die Wahrzeichen von Erfurt und orientieren sich an den Filmen und Serien des Kinderkanals. Sie sind so in der Stadt verteilt, dass man, wenn man alle abläuft, eine Tour durch die gesamte City macht. Für uns, die Hummelcrew, ist es immer lustig gewesen, uns beispielsweise bei Bernd dem Brot zu treffen, das am Rathaus steht.

»Sie kommen niemals aus der Mode«, meint mein Vater immer und damit hat er recht. Für Touristen sind die Figuren eine willkommene Abwechslung zur klassischen Stadtrundfahrt. Kinder dagegen nutzen sie meist als Spielplatz.

»Wir sehen uns doch in einer Stunde am Anger, dachte ich?« Die Verwunderung in meiner Stimme ist nicht zu überhören, als ich Phil antworte. Wir waren eigentlich erst später verabredet. Ich hatte vor, noch ein wenig durch die Läden zu schlendern, um auf andere Gedanken zu kommen.

»Ich glaube, jemand hat dein Tagebuch für dich hier versteckt. Komm vorbei.«

Zum ersten Mal seit dem Verlust meines Notizbuches schlägt mein Herz wieder im richtigen Takt.

»Ich bin gleich da.«

Aus meinem Shoppingtrip wird demnach natürlich nichts, dennoch ist es dieselbe Haltestelle.

Ich laufe so häufig an der Maus und dem Elefanten aus *Die Sendung mit der Maus* vorbei, dass sie nichts Besonderes mehr für mich sind, bis jetzt zumindest. Phil steht direkt neben den beiden. Die Maus ist vor dem blauen Elefanten platziert, der auf dem Boden liegt und sie ansieht. Ich lächle, weil ich an meine Kindheit zurückdenken muss. Wie ich diese Show geliebt habe! Immerhin hat sie alle wissenswerten Fragen beantwortet.

»Hey, Prinzessin. Ist das dein Tagebuch?«

Ich umarme Phil gar nicht erst, sondern blicke direkt auf das, worauf er zeigt. Mein Herz stolpert und mein Puls begibt sich auf eine Achterbahnfahrt, als ich bemerke: Ja, ja, verdammt noch mal, das ist es! Ich hebe es schnell auf und drücke es an mich. Es fühlt sich an, als wäre das Tagebuch meine Sonne, und der Nebel zieht fast augenblicklich vorüber. Ich stelle mir vor, wie Saskia lächelt und durchatmet.

»Phil, du bist der Beste«, schluchze ich, weil ich es nicht glauben kann. Mir läuft eine Freudenträne über die Wange, als ich durch die Seiten blättere und feststelle: Es ist nicht einmal nass geworden. Das kann nur ein Wunder sein. Doch dann stocke ich. Das ist nicht meine Schrift und der letzte Eintrag ist nicht von mir.

»Ich glaube, der Finder hat etwas reingeschrieben«, murmele ich mir selbst zu, aber Phil hört es natürlich.

»Echt? Was steht denn drin?«

Ich zucke mit den Schultern.

»Komm, da hinten ist eine Bank, da setzen wir uns. Dann kannst du es in Ruhe lesen, Prinzessin.«

Ich nicke nur und als er mich dort hinführt, erinnert mich das an unsere erste Begegnung und das Lächeln landet wie von selbst auf meinen Lippen.

»Hallo Isa. Ich weiß, dass es nicht die feine englische Art ist, in ein fremdes Tagebuch zu schreiben oder es zu lesen. Ich habe nie behauptet gutes Benehmen zu haben, aber ich konnte nicht aufhören über deine Zeilen nachzudenken. Ich war gefesselt von deinen Gefühlen, weil sie einfach echt sind und du mir damit Mut gemacht hast, dir etwas von mir zu erzählen, das niemand weiß. Keine Ahnung, warum ich das tue oder ob du mir antworten wirst. Ich hoffe, du freust dich darauf, meine tiefsten Abgründe kennenzulernen. Das klingt komisch, aber wie du siehst, schreibe ich mit Kugelschreiber und durchstreichen sieht doof aus. Alle denken, ich wäre wegen der Scheidung meiner Eltern sitzen geblieben.
Das ist nicht die Wahrheit.
Ich benutze diese Erklärung nur, weil die Trennung zufällig in den Zeitraum fällt, in dem das schlimmste Ereignis meines Lebens passiert ist. Ich glaube, Saskia hätte sich mit diesem Monster auch verstanden. Immerhin sind beide hinterfotzig. Ich nenne meine posttraumatische Belastungsstörung jetzt einfach Bruno, okay?

Saskia und Bruno, das klingt doch wie ein Traumpaar, oder, Isa? Also nun ist es raus: Ich bin sitzen geblieben, weil Bruno zu mir kam. Ich konnte die Schule nicht mehr betreten und auch jetzt ist einfach nur leben jeden Tag die Hölle für mich. Alles an meinem Körper fängt an zu brennen. Es fühlt sich an, als würde mein Herz in der Glut versinken, und – siehst du die Tränen auf dem Papier, das sind keine Regentropfen – es fällt mir immer noch schwer, überhaupt darüber zu reden. Meiner Mutter habe ich gesagt: Kein Problem, ich bin geheilt. Aber alles hat nichts gebracht, jede Hilfe war umsonst. Bruno ist mein Begleiter, genau wie Saskia deine ist und weil ich nicht so viel Arsch in der Hose habe wie du, verschwinde ich hinter einem Spitznamen.
Wenn du mir zurückschreiben willst: Ich mag Brot, auch wenn es grimmig aussieht. In zwei Tagen schaue ich nach.
Danke fürs Zuhören und bitte hass mich nicht dafür, dass ich dein Tagebuch für meinen Seelenstriptease benutzt habe. Es tut mir nicht leid, weil es mir gutgetan hat, darüber zu schreiben. Ich hoffe, wir hören wieder voneinander.
Phoenix.«

Ich bin verwirrt, verärgert und gleichzeitig fühle ich mich verstanden. Aber wer zum Teufel könnte Phoenix sein? Ich weiß nicht einmal, ob mir ein Junge oder ein Mädchen geschrieben hat. Die Schrift ist keinem Geschlecht zuzuordnen.

»Und?« Phil. Stimmt, er ist ja auch noch da. Ich war so verloren in den Worten, dass ich mich erst wieder orientieren muss. Ich sitze auf einer Bank am Anger, mitten in Erfurt. Wenn ich meinen Kopf drehe, sehe ich die Maus und den Elefanten und muss schmunzeln. Ich habe Herzklopfen und sehe Phil nur entschuldigend an.

»Ich kann es dir nicht erzählen.«

Ich habe nicht das Recht, ihm von Bruno zu erzählen, immerhin würde ich auch nicht wollen, dass jemand Drittes über

Saskia urteilt. Ich weiß nur eines: Ich muss Phoenix zurückschreiben, aber das mache ich lieber in Ruhe.

»Okay. Das verstehe ich, doch wenn du darüber reden magst, immer gern, Prinzessin.«

Ich nicke ihm zu, sehe an seinen Augen, dass er das Angebot ernst meint.

»Wollen wir noch 'ne Kleinigkeit bei mir zu Hause essen? Meine Mutter hat Nachtschicht und ich hatte an Pizza gedacht.«

Ich blicke Phil an, der stirnrunzelnd und schweigend meinen Themenwechsel erträgt.

»Bist du dir echt sicher?« Ich sehe ihn fragend an und weiß nicht, was er meint.

»Na ja, also ...« Er wirkt verlegen und ich lege eine Hand auf seinen Arm, streiche ihm darüber. »Es ist ... also weißt du ... dein Zuhause. Ich weiß nicht, ob es okay ist mitzukommen.«

Ich blicke ihn an, mein Mund verzieht sich zu einem verständnisvollen Lächeln.

»Ich würde mich freuen, wenn du mich begleitest.«

Phil scheint kurz darüber nachzudenken, dann nickt er.

»Okay, lass uns aber selbst Pizza machen, günstiger und lecker.«

Er hat recht, also nicke ich und wir machen uns gemeinsam auf den Weg zu mir nach Hause. Das Tagebuch halte ich die komplette Bahnfahrt umklammert wie den größten Schatz, während ich den Kopf auf Phils Schulter lege. Meine Welt ist für eine kurze Sekunde im Gleichgewicht und das fühlt sich nicht nur gut an, sondern unglaublich befriedigend.

7 – Pizza macht alles besser, oder?

An der Station in der Nähe von unserem Haus ist direkt gegenüber ein Supermarkt.

»Lass uns die Zutaten besorgen. Wir könnten nachher noch Mikrowellenpopcorn machen und einen Film schauen?« Ich blicke Phil fragend an, der glücklich aussieht und nickt.

»Ich habe seit Langem kein Fernsehen mehr gesehen. Seit einem Jahr, um genau zu sein. An meinem 18. Geburtstag war sozusagen der Tag X, ab da ging alles bergab.«

Ich höre ihm aufmerksam zu, weil er nicht oft über seine Zeit auf der Straße spricht. Ich traue mich auch nicht, ihn nach Alternativen zu fragen. In der Schule wird über das Thema Obdachlosigkeit eher weniger gesprochen. Wir sind ein reiches Land, das mit Armut nicht viel in Berührung kommt. Zumindest wird uns das eingetrichtert und dann merkt man auf einmal, dass es eine Lüge ist. Es sollte für jeden Menschen ein Grundeinkommen geben, das ihm aus der Patsche hilft. Außerdem sollte es kein Privileg sein, ein Dach über dem Kopf zu haben, schließlich kann sich niemand seine Eltern aussuchen. Auch wenn ich mir in manchen Momenten wünschte, meine Mama hätte mehr Zeit für mich oder Papa wäre öfter zu Hause, bin ich froh über das, was ich habe. Seit ich mit Phil befreundet bin, hat sich diese Selbstverständlichkeit geändert. Ich bin dankbarer für die Dinge, die ich sonst als normal betrachtet hätte, und allein das tut mir gut.

»Hat dir niemand helfen können?«, platzt es aus mir heraus und Phil sieht mich an. Er presst die Lippen aufeinander.

»Ich spiele die perfekte Rolle, keiner hat etwas gemerkt. Meine Ma weiß immer noch nicht, dass ich auf der Straße lebe. Aber glaube mir, wenn ich sage, dass es so besser ist, als ihr Leben zu zerstören.«

An dem Blick, den er mir zuwirft, fast flehend, merke ich, dass er nicht weiter darüber sprechen will. Ich beiße mir auf die Unterlippe, um die Klappe zu halten, und versuche, das Thema zu wechseln.

»Dann lass uns doch nachher eine Runde fernsehen«, schlage ich vor und Phil nickt. Ich erwähne nicht, dass wir über sämtliche Streamingdienste verfügen. Meine Familie ist nicht reich, aber erst jetzt fällt mir auf, dass wir wohl doch eher zu den Wohlständigen gehören.

»Das klingt toll. Danke Isa, für alles.« Phil lächelt mich schief an und ich grinse zurück.

»Ich muss dir danken, immerhin hast du mein Buch gefunden.« Er sieht mich an und in seinen Augen stecken die Worte, die ich mich nicht traue auszusprechen. Wir sind so viel mehr, als diese Suche nach dem Tagebuch.

Phil bedeutet mir alles und das macht mir ein bisschen Angst. Wir kennen uns noch nicht einmal zwei Wochen und doch vertraue ich keinem Menschen so sehr wie ihm. Wieso ist das so?

Als die Tür aufschließe, wirkt Phil ein bisschen nervös. Bisher war er noch nie bei mir daheim und ich bin einfach gespannt, wie mein Zuhause wohl auf ihn wirkt. Ich versuche, es aus der Perspektive eines Außenstehenden zu sehen. Meine Mutter liebt Fotografie und deshalb sind im ganzen Flur Bilder von uns verteilt. An der Garderobe hängen zu dieser Jahreszeit zahlreiche Jacken und jeder von uns besitzt mehrere Paar Schuhe, sodass das Schuhregal überquillt. »Stell deine Chucks einfach hier ab.«

Ich lächle und zeige auf die Fußmatte, auf der uns Groot aus *Guardians of the Galaxy* begrüßt. Mein Verdienst.

»Ich bin eher Team Rocket«, meint Phil lachend und ich sehe ihn nur böse an. »Ich bin Groot«, schnurre ich und wir brechen beide in schallendes Gelächter aus. Warum fühlt sich mit Phil nur alles so leicht an?

Wenn es nur nicht so viel wiegen würde, dass er kein Zuhause hat und vier Jahre älter ist als ich. Ich würde meinen Eltern so gern von ihm erzählen, ihn meinen Freunden vorstellen und in mein Leben miteinbeziehen. Das alles kann ich nicht, weil die Gesellschaft ein falsches Bild malt. Ich werde immer wütender auf die ganze Welt und manchmal wünschte ich, es wäre leichter, sie zu verändern.

Ich denke darüber nach: Habe ich selbst eigentlich ein Problem mit Phils Wohnort oder seinem Alter? In mir drin schreit alles Nein. Wir sind Freunde, es ist egal, wie alt Phil ist, und für seine Obdachlosigkeit kann er nichts. Also sollte ich meinen Mut zusammennehmen, doch darin war ich noch nie gut.

»Ich geh kurz hoch und ziehe mich um. Wenn du magst, kannst du dich gern umsehen und dann in der Küche warten.«

Phil sieht mich an und seine Wangen färben sich rot, als er die folgenden Sätze formuliert: »Wäre es vielleicht okay, wenn ich bei euch duschen würde?« Er wirkt verlegen, gar schüchtern.

»Natürlich. Ich lege dir ein Handtuch hin und schaue mal, ob ich etwas zum Anziehen für dich finde. Ich denke, die Sachen von meinem Dad könnten wenigstens einigermaßen passen.« Er möchte noch etwas sagen, das sehe ich am Öffnen seines Mundes, doch ich winke nur ab. »Ist schon okay. Dafür sind Freunde da. Einmal den Flur runter und die zweite Tür links.«

Er drückt mir einen Kuss auf die Stirn und ich bleibe im Flur zurück, sehe ihm nach, wie er auf die Badezimmertür zugeht. Meine Stirn kribbelt und ich streiche mir kurz über die Stelle, die er geküsst hat. Ich strahle auch noch, als ich das Wasser der Dusche rauschen höre.

Nachdem ich mich umgezogen habe, gehe ich schon mal in die Küche. In diesem Moment vibriert mein Handy.

»Isa? Was geht am Wochenende?« Die Nachricht von Leon bringt mich kurz aus dem Konzept und ich bin mir nicht sicher, was ich antworten soll. Ich weiß nicht, ob mein Vater irgendetwas für das Wochenende geplant hat. Ich glaube nicht und würde meine Zeit gern mit Phil verbringen. Ich ersetze meine Freunde nicht durch ihn, aber bei Phil kann ich einfach Isa sein. Saskia mag ihn auch, immerhin hält sie in seiner Nähe öfter den Mund.

»Nicht viel. Mein Dad ist zu Hause, Mom ist arbeiten. Bei dir?«

Meine Antwort klingt freundlich und gleichzeitig irgendwie kühl. Zu spät, ich habe schon abgeschickt.

»Ist in letzter Zeit alles okay bei dir? Du beteiligst dich seit Schulstart nicht mehr und irgendwie wirkst du komisch.«

Die Schlinge um meinen Hals zieht sich fester, als ich das letzte Wort von Leons Nachricht lese. Natürlich. Ich bin komisch, seltsam und alle anderen Adjektive, die abwertend klingen.

»Alles gut, der Start war doch für uns alle aufregend. Vielleicht habe ich am Wochenende ja Zeit, dann melde ich mich.«

Ohne eine Antwort abzuwarten, lege ich mein Smartphone auf die Ladestation in der Küche und warte auf Phil, der gleich dazustoßen wird. Immerhin höre ich die Dusche nicht mehr. Ich räume die Einkäufe aus und bin sehr zufrieden. Wir haben Käse besorgt, fertigen Teig, bei dem gleich eine Soße mit dabei war, und diverse Zutaten für den Belag. Phil mag gern Thunfisch und ich bin ein Fan von Pilzen, weshalb wir die Pizza unterschiedlich belegen werden.

»Danke, Isa. Das ist so nett«, sagt Phil, als er vom Duschen zurückkommt, und ich kann mir ein Lachen nicht verkneifen. Mein Papa scheint mindestens zwei Konfektionsgrößen kleiner zu tragen als Phil. Es sieht urkomisch aus, weil die Jogginghose bei ihm an den Knöcheln endet und das Shirt gerade so über den Bauchnabel reicht. Ich blicke auf die nackte Stelle. Eine schmale Spur aus Härchen bildet den Weg nach unten und ich kann nichts dagegen tun, dass mir ein bisschen wärmer wird.

»Wenigstens sind die Klamotten von deinem Vater sauber«, sagt er mit einem Lachen auf den Lippen und als er zu mir an die Kücheninsel tritt, fühlt sich die Luft deutlich aufgeladener an.

»Das Shirt könnte ein wenig länger sein«, antworte ich und kann das Zittern in meiner Stimme nicht unterdrücken. Es macht mich hibbelig, ihn so zu sehen, und ich bin von diesen Gefühlen überfordert, mir wird schwindelig davon.

»Mache ich dich etwa nervös, Prinzessin?« Phil zwinkert mir zu und dieses Mal bin ich diejenige, die rote Ohren bekommt.

Beim Pizzabacken bemerken wir die Unterschiede zwischen uns.

»Warum zum Teufel ertränkst du den guten Teig in der Soße?«, frage ich entsetzt. Noch ein Esslöffel landet auf Phils Thunfisch-Seite.

»Weil man die Tomaten richtig rausschmecken muss. Jetzt kommt da noch Fisch drauf, ordentlich Zwiebeln und dann ist sie perfekt.«

Ich sehe ihn skeptisch an und er grinst frech zurück. Er erinnert mich gerade an ein kleines Kind und wirkt so glücklich, dass es auch mir automatisch gut geht. Seine Freude ist so ansteckend, dass ich mein Lächeln nicht mehr aus dem Gesicht bekomme, bis die Pizza im Ofen gelandet ist.

»So, jetzt haben wir 20 Minuten. Dann gibt's Essen.« Das Magenknurren von Phil bestätigt meine Aussage. »Soll ich dir noch unseren Garten zeigen?«

»Du erinnerst mich an *Zuhause im Glück*, mach dir nicht so einen Stress. Alles ist gut.« Er umarmt mich und ich genieße seine Nähe.

»Du bist wirklich ein Schatz.« Ich lächle über seine Worte und drücke ihn dann von mir, weil ich gerade nicht damit klarkomme, wie sehr mich die Gefühle in meinem Kopf verwirren.

»Jetzt komm schon. Unser Garten ist echt schön. Das wird lustig.«

Phil lacht mich an, dann folgt er mir doch, ohne noch einmal zu murren.

»Wow, okay. Ich verstehe, warum du mir den Garten zeigen wolltest.« Sein Mund steht offen und ich frage mich, ob es vielleicht eine doofe Idee war. Eigentlich wirkt unser Garten ziemlich protzig, oder? Es gibt einen schönen Wellnessbereich mit kleinem Whirlpool. Mein Highlight ist jedoch die kleine Hütte in der Ecke, zu der ich Phil gleich an der Hand hinziehe.

»Die gehört nur mir. Im Winter ist es ein bisschen zu kalt, aber sonst ist sie der perfekte Rückzugsort, wenn die Gedanken zu laut werden.«

Er lächelt mich an und ich fühle mich verstanden.

»Gedanken sind nie zu leise, oder? Sie sind immer nur zu laut und brüllen einen an.«

Ich nicke. »Ich glaube manchmal, dass uns nur die schlechten Gedanken anschreien. Die guten flüstern.«

Er beugt sich zu meinem Ohr und haucht hinein: »Seit ich dich kenne, sind die guten Gedanken öfter da.«

Eine Gänsehaut bildet sich an meinem gesamten Körper und mein Herz klopft schneller. Ich öffne die Tür zum Gartenhäuschen. Es liegt noch im Dunkeln.

»Mach die Augen zu«, sage ich und während er meinen Wunsch erfüllt, lege ich den Schalter um. Ich habe ein Faible für Lichterketten. Deshalb sind sie das Einzige, was in der dunklen Hütte Licht spendet. Sie hängen an den Deckenbalken aus Holz und an den Streben rund um meinen Wohlfühlort. Dieser besteht abgesehen davon aus ganz vielen Kissen.

»Jetzt kannst du sie aufmachen.«

Ich bin so gespannt auf Phils Reaktion und als ein Glitzern in seine Augen tritt, vergesse ich kurz zu atmen. Natürlich liegt das an den Lichtern, die sich in seinen Pupillen reflektieren. Es ist jedoch auch ein ganz eigener Schimmer darin.

»Du solltest dich mal nach Innendesignjobs umschauen. Das ist wunderschön.«

Ich nicke. »Es ist mein ganzer Stolz. Immer, wenn ich unterwegs bin und was Neues entdecke, nehme ich es mit.«

Er lächelt. »Ich wiederhole mich, aber du bist unbeschreiblich, kleine Isa.«

Wir lassen uns die Pizza schmecken und sie ist großartig. Ich muss leider sagen, dass meine Seite viel zu wenig Soße abbekommen hat.

»Na? Jetzt musst du es zugeben: Der Tomatensee ist das einzig Wahre.« Phil grinst mich mit verschmiertem Mund an. Er wirkt so viel jünger. Die vier Jahre stehen überhaupt nicht zwischen uns.

Wir hauen uns die Mägen voll und vertilgen tatsächlich ein ganzes Blech. Danach halte ich mir den Bauch.

»Ich werde nie wieder etwas essen können«, stöhne ich und Phil lacht.

»Das denkst du nur. Ich wette, wenn du einen Nachtisch haben könntest, würdest du nicht Nein sagen.«

Ich grinse. »Das stimmt. Wie wäre es mit Eis?«

»Eis klingt hervorragend. Der Abend wird immer besser.«

Das wurde er. Als ich abends im Bett liege, strahle ich noch immer wie ein Honigkuchenpferd. Ich werde Phoenix morgen antworten, heute möchte ich einfach weiter auf der Glückswolke schweben. Das Filmeschauen war mega. Phil hat den Arm um mich gelegt und die Nähe zu ihm war nicht unangenehm. Ich habe Angst, weil mein Herz schon jetzt in seiner Gegenwart Achterbahn fährt. Im Moment bin ich ganz oben. Aber es geht immer auch wieder abwärts, oder? Ich warte auf den freien Fall und den Aufprall. Wie lange kann man auf der

Glückswolke schweben? Schließlich ist Wolke fünf genauso hinterhältig wie Wolke sieben.

8 – Der stumme Schrei

Papa ist am nächsten Morgen zur Frühstückszeit zu Hause und hat Brötchen mitgebracht. Mama müsste ebenfalls vor ein paar Stunden zurückgekommen sein, aber da habe ich noch tief und fest geschlafen.

Ob ich einen Albtraum hatte oder es ein schöner Traum war, bin ich mir auch jetzt, als ich mir Wasser für einen Tee aufbrühe, noch nicht ganz sicher. Phoenix hat sich mit Phil angelegt und die ganze Nacht bestand aus einem Kampf. Manchmal sind Träume echt wie ein wirres Theaterstück, bei dem der Zuschauer dem Geschehen nicht ganz folgen kann, aber dennoch irgendwie gefesselt ist. Das Ganze lässt mich echt verwirrt zurück.

»Ich habe vorhin Leons Mutter beim Bäcker getroffen. Sie meinte, sie würde sich freuen, dich mal wieder zu sehen.« Oh oh. Mein Vater reißt mich aus meinen Gedanken und blickt mich unter seiner Brille hindurch streng an. »Hattest du diese Woche nicht häufiger behauptet, ihr wärt nach der Schule bei Leon? Du bist abends fast nie zu Hause gewesen, als ich mit deiner Mutter telefoniert habe.« Ich versuche seine Stimmlage zu deuten, doch sie klingt freundlich. Wahrscheinlich zu nett. Ich schenke ihm mein unschuldigstes Lächeln, welches an Echtheit nicht zu überbieten ist.

»Das hast du falsch verstanden. Wir sind von Leon aus meistens raus. Das Wetter diese Woche war doch noch hervorragend. Allerdings sind wir immer los, bevor seine Mutter nach Hause gekommen ist.« Ein Blick aus dem Fenster zeigt, dass die Vergangenheitsform eindeutig richtig gewählt ist. Schließlich neigt sich der September dem Ende zu und die Regenschauer werden häufiger.

»Lügst du mich an, Isabell?« Der freundliche Singsang in seiner Tonlage ist verschwunden, er ist nun ganz der strenge Vater. Ich blicke ihn an, fixiere ihn mit meinen Augen.

»Nein«, lüge ich und das wiegt so schwer, dass ich das Croissant mit Mühe hinunterwürgen muss. Eigentlich liebe ich die buttrige Komponente mit der weißen Schokoladencreme im Inneren, aber gerade kann ich sie nicht genießen.

»Wir vertrauen dir, Isabell. Du bist ein großartiges Mädchen und jetzt, wo es um deinen Abschluss geht, bist du auf einmal ständig unterwegs. Wir möchten, dass unser Vertrauen nicht verletzt wird. Ist das klar, Fräulein?«

Ich verdrehe die Augen und ernte damit einen noch böseren Blick. Doch mir reicht es. Er hat mich nicht wie ein kleines Mädchen zu behandeln!

»Ich habe bald meinen Abschluss und werde meinen Weg gehen. Ich bin erwachsen genug, um mich selbst um mich zu kümmern. Es kann euch egal sein, wo ich bin«, zische ich und lasse mein angebissenes Croissant auf den Teller fallen. Damit verlasse ich die Küche und gehe in mein Zimmer. Ich weiß, dass mein Vater nicht anfangen wird zu schreien, weil meine Mutter schläft.

Ich setze meine Kopfhörer auf und in der Welt der Musik vergesse ich die Wut in meinem Bauch und gebe mich einfach der Melodie hin. Ich würde am liebsten die Boxen aufdrehen, aber auch ich will meine müde Mutter nicht wecken. Dann erinnert sie mich nämlich manchmal an die böse Stiefmutter aus *Cinderella.* Ansonsten ist sie eher die gute Fee.

Mein Fuß bewegt sich von allein im Takt, als ich meinen Rucksack ausräume und den Inhalt auf dem Schreibtisch verteile. Ich werde mich jetzt an die Hausaufgaben machen und anschließend Phoenix schreiben. Ich fühle mich von ihm verstanden, allerdings auf eine andere Art als von Phil.

Ich weiß noch gar nicht, was ich antworten soll, aber ich

denke, das kommt von ganz allein. Jetzt warten erst einmal eine Gedichtinterpretation und Parabeln auf mich. Schule erstickt die Gedanken in nur wenigen Sekunden und ich kann es kaum erwarten, bald meinen Abschluss in den Händen zu halten.

»Phoenix. Ich verzeihe dir, dass du mein Buch benutzt hast, um deinen eigenen fiesen Gedanken zu entfliehen. Schließlich weiß ich genau, wie es ist, wenn sie einen auf Trab halten. Ich sage dir jetzt bestimmt nicht, dass alles gut wird und das Glas halbvoll und nicht halbleer ist oder so eine verquirlte Scheiße.
Bruno scheint ein ziemlicher Mistkerl zu sein. Ehrlicherweise muss ich gestehen, dass ich vorhin gegoogelt habe, und ja, ich denke, Saskia und er sind ein absolutes Traumpaar. Bruno sorgt sicher oft dafür, dass dich auch Saskia besuchen kommt, oder? Ich erinnere mich noch genau daran, dass ich anfangs immer nach Hause gekommen bin und einfach nur traurig war. Ich fühlte mich leer, ausgelaugt und irgendwie bin ich gar nicht mehr aus dieser Spirale herausgekommen. Ich weiß nicht, wann ich dann das erste Mal das böse D-Wort (Saskias richtiger Name, ich hoffe du weißt, was ich meine) gegoogelt habe. Ich habe zahlreiche Selbsttests gemacht und als die Buchstaben vor meinen Augen verschwommen sind, habe ich aufgehört. Irgendwie habe ich verstanden, dass ich krank bin. Seltsam, komisch. Nenn es, wie du willst, aber ich weiß, dass ich nicht normal bin. Klar ist es schwer, »normal« zu definieren, doch ich vermute, du weißt genau, was ich meine. Ich mache dieses Jahr meinen Abschluss und als wäre das nicht genug Stress, kämpfe ich jeden Tag mit Saskia. Meine Freunde feiern den letzten freien Sommer. Sie haben eine Übernachtung organisiert und wir haben Filme geschaut. Sie haben es Party genannt, weil das einfach cooler klingt. Ich saß auf dieser Couch, habe ihr Lachen gehört, aber in mir hat sich einfach nichts bewegt, weißt du? Die Fröhlichkeit ist nicht auf mich übergesprungen. Als ich angetippt

und gefragt wurde, ob alles okay ist, habe ich zum ersten Mal falsch gelacht und genickt.
Weißt du eigentlich, wie oft man lügt, wenn man Saskia zu Besuch hat? Und weißt du, was das Schlimmste daran ist? An manchen Tagen, wenn sie mal eine Weile verschwunden gewesen ist, sehne ich mich nach ihr. Ich weiß, das widerspricht sich, weil Saskia mir so viele Probleme bereitet, aber sie ist trotzdem die Einzige, die immer bei mir ist. Ich vermisse sie auch eher dann, wenn sie dafür sorgt, dass ich mich leer fühle. Traurig sein ist besser, als nichts zu empfinden, weißt du? Verdammt, ich glaube, ich drehe durch. Warum erzähle ich dir das? Vielleicht, weil du in meinem Kopf wirklich ein Vogel bist, der aus seiner eigenen Asche wieder auferstanden ist. Meinst du, eines Tages können wir wegfliegen und vor Bruno und Saskia flüchten? Von mir aus ohne diese ganze Feuersache, einfach weg.
Möchtest du mir ein bisschen von dir erzählen? Ich habe irgendwie das Bedürfnis, dich näher kennenlernen zu wollen. Ich hoffe, das ist okay. Du kennst meinen Namen, was ich ziemlich unfair finde, weil ich deinen nicht weiß, aber okay. Ich bin 15, in der zehnten Klasse und ich habe keine Ahnung, was ich mit meinem Leben nach der Schule anfangen will.
Um jetzt aber die Stimmung mal ein wenig aufzulockern und dem Brief der schwarzen Gedanken ein paar Farbtupfer zu verleihen, erzähle ich dir drei Wahrheiten und eine Lüge über mich, weil das aktuell der absolute Trend ist und ich gespannt bin, ob du mein Märchen entlarvst. Hoffentlich findest du mich nicht kindisch. Bist du bereit?
1. Alleine fühle ich mich am wohlsten, weil ich manchmal Angst habe, dass jemand Saskias Silhouette in meinen Augen entdeckt, obwohl ich weiß, dass sie nur fiktiv ist.
2. Ich wünschte, ich wäre nicht mehr hier. An Tagen, an denen Saskia mich quält, denke ich, alles wäre leichter ohne mich.
3. Meine Lieblingsmusik ist Heavy Metal. Ich liebe es, durch mein

Zimmer zu springen und dabei ganz laut zu schreien. Das beruhigt extrem.

4. Ich glaube, ich bin mittlerweile so gut im Lügen geworden, dass ich selbst manchmal vergesse, was der Wahrheit entspricht.

Ich freue mich von dir zu hören, auch wenn ich gerade merke, dass meine Lüge sofort auffällt. Verdammt. Aber vielleicht hat mir dieser Seelentanz einfach wahnsinnig gutgetan? Wenn du dich irgendwann mal traust, können wir auch Nummern austauschen. Aber das wäre wohl zu früh, immerhin liest du gerade den ersten Eintrag, der an dich gerichtet ist, und findest mich vielleicht total doof. Ich fange an zu schwafeln, deshalb mache ich hier Schluss.

Deine in der Asche liegende
Isa.

PS: Weil es in diesem Brief so viel ums Fliegen geht: Ein Spatz mag Brot, oder? Ich schaue in einer Woche vorbei. Ich weiß ja nicht, wie viel Zeit du brauchst.«

Tränen kullern mir über die Wangen und ich bin mir nicht sicher, ob es welche der Traurigkeit oder der Erleichterung sind. Es fühlt sich unfassbar an, meine ungefilterten Gedanken niederzuschreiben und weil Phoenix ein Fremder ist, fällt es mir nicht schwer, die Ehrlichkeit siegen zu lassen. Ich hoffe, er ist mit den KIKA-Figuren vertraut und weiß, dass ich den goldenen Spatz meine und dort nach seinem nächsten Brief suchen werde.

Mein Vater hält mich den kompletten Samstag mit Hausarbeit auf. Das ist die einzige Reaktion, die ich von ihm auf meinen Ausbruch ernte, und es nervt mich, dass er mich dazu noch mit Schweigen straft. Ich soll ihm bei der Spülmaschine helfen, das Laub im Garten zusammenrechen und mit ihm kochen. Er hat mit Mamas Kollegen geklärt, dass er in ihrer Pause im Krankenhaus vorbeigeht und dort mit ihr isst. Dafür möchte er genau das zubereiten, was sie bei ihrem ersten Date gegessen haben: Frikadellen mit Stampfkartoffeln und Mischgemüse. Warum ich gerade dabei bin, Hackklöße in meinen Fingern zu formen? Weil mein Vater mich bestrafen will. Und weil er verbal noch nie gut darin war, hält er mich lieber den ganzen Tag auf. Von der Hummelcrew habe ich heute nichts gehört. Wahrscheinlich steckt Laylas Zunge in Markus' Mund und Leon ist bestimmt unterwegs. Ich muss heute ohnehin die vorbildliche Tochter spielen, die ich zweifellos auch bin – Ironie aus –, weil ich morgen unbedingt das Tagebuch verstecken muss. Schließlich ist die Woche fast um und ich würde mir nie verzeihen, wenn ich die Chance nicht nutzen würde, endlich mit jemandem über meine Probleme reden zu können.

»Ich habe übrigens gehört, dass deine Biolehrerin schwanger ist. Auch das hat mir Leons Mutter erzählt«, sagt mein Vater. Ich kann den Vorwurf in seiner Stimme förmlich hören und bearbeite das Hackfleisch in meiner Hand gleich ein wenig grober. Ich glaube, der Lehrerwechsel ist ihm ziemlich egal, weil ich in Bio gut bin. Ihn nervt, dass er es nicht von mir erfahren hat.

»Ja, stimmt«, murmele ich nur, um nicht erneut wütend zu werden. Was soll ich dazu groß sagen? Es ist wahr und ich freue mich für Frau Lehmann, gleichzeitig komme ich mit Veränderungen nicht wirklich klar. Ich möchte, dass sie bis zum Abschluss meine Lehrerin bleibt. Sie bedeutet mir so viel, sie war meine Vertrauensperson und ich kann nicht glauben, dass ich sie jetzt früher als erwartet, also noch vor meinem Abschluss, nie wiedersehen werde. All das könnte ich sagen, doch ich tue es nicht.

»Warum redest du so selten mit uns?«, wirft mir mein Vater vor. Ich fange an schallend zu lachen.

»Mit dir soll ich reden, Papa?«

Ich lege eine theatralische Pause ein, bevor ich meine Frage selbst beantworte.

»Du bist an fünf von sieben Wochentagen nicht zu Hause. Ich rede mit dir nur über WhatsApp und am Wochenende versuchst du dann, die verpasste Zeit wieder reinzuholen. Das nervt gewaltig.« Den letzten Satz fauche ich ihm entgegen und es fühlt sich befreiend an, als die Worte meine Kehle verlassen. »Ich würde mit euch reden, wenn ihr da wärt. Aber Mama ist abends so kaputt, dass ich sie nicht auch noch vollsabbeln will. Aber kein Problem, Papa. Ich bin das gewöhnt. Das ist die letzten 15 Jahre schon so gewesen und wird sich nicht ändern.«

Weil ich Angst vor seinem Gesichtsausdruck habe, lege ich die letzte Frikadelle auf den Teller und verlasse wortlos die Küche. Es sticht in meinem Herzen, weil er mir nicht hinterherruft. Ich flüchte, nachdem ich mir die Hände gewaschen habe, in mein Gartenhäuschen, meinen Rückzugsort, und in diesem Augenblick sehne ich mich nach Phils starkem Arm um meiner Schulter. Einfach, weil er für mich da ist.

Ich hätte genau jetzt dringend eine Umarmung gebraucht, Papa. Ist dir das nicht bewusst?

9 – Zu Hause

Ich traue mich nicht zu fragen, ob es in Ordnung ist, wenn ich das Haus verlasse. Das Fenster hilft mir erneut aus der Patsche und ich klettere am nächsten Morgen nach dem Frühstück nach draußen. Ich habe seit gestern keinen Ton mehr mit Papa geredet und irgendwie fühle ich mich damit noch leerer als sonst.

Niemand liebt dich. Niemand schenkt dir Nähe. Saskia nutzt die Situation schamlos aus und tritt auf mich ein, obwohl ich bereits zusammengekrümmt am Boden liege. Mir steigen die Tränen in die Augen und ich würde am liebsten noch einen Nachtrag ins Tagebuch machen, aber ich weiß nicht. Soll ich?

Ich halte es nicht aus, also schreibe ich in der Bahn einfach darauflos, weil meine Gedanken mich fast zerreißen. Die Worte fließen nur so aus mir raus.

Der Eintrag ist der wirrste von allen bisherigen. Ich fühle mich minimal besser und irgendwie fürchte ich mich davor, das Buch zu verstecken. Denn ich weiß ja nicht, wer hinter Phoenix steckt. Ich denke, die Person muss in meinem Alter sein, wahrscheinlich ein wenig älter. Immerhin kam Bruno zu Besuch, als die Schule in ihrem Kopf noch präsent war. In meinem Bauch kribbelt es, wenn ich mir vorstelle, wie Phoenix mein Notizheft findet und seine Gedanken niederschreibt.

Erst einmal treffe ich mich aber mit Phil. Wir wollen das Buch gemeinsam bei der Figur von Bernd dem Brot verstecken und dann noch ein wenig spazieren gehen. Mit ihm sind selbst die kleinsten Momente die schönsten und irgendwie bin ich auch ein wenig hibbelig vor jedem Wiedersehen. Irgendwas an uns ist anders. Wir verstehen uns blind und ich vertraue ihm mehr als den Freunden, die seit Jahren in meinem Leben sind. Und dann kommt da ja noch die Tatsache dazu, dass er mich irgendwie nervös macht. Ich weiß nicht, vielleicht bin ich ein wenig verknallt? Nein, Unsinn. Meine Gedanken spielen schon wieder verrückt, um mich zu verwirren. Auf keinen Fall empfinde ich mehr als Freundschaft für Phil, wir kennen uns ja kaum.

Phil wartet am Anger auf mich, denn Bernd das Brot steht direkt neben dem Rathaus. Das ist von dort nicht weit weg und irgendwie ist das Einkaufszentrum für uns zu einem Treffpunkt geworden.

Phil sieht gut aus. Er trägt heute ein weißes Shirt, wie eigentlich immer. Seine Füße stecken in den ausgelatschten schwarzen Chucks, die zu denen passen, die ich heute gewählt habe. Er scheint noch zu telefonieren, denn er steht mit dem Rücken zu mir und hält sich das Handy ans Ohr.

»Nein, es läuft alles gut.«

Ich möchte ihn nicht unterbrechen, deshalb bleibe ich einige Meter von ihm entfernt stehen und lausche, nicht weil ich will, sondern weil er laut spricht. Ist das Nervosität in seiner Stimme? Dieses kleine Zittern.

»Ein Besuch klingt schön Mama, aber es ist wirklich viel los. Außerdem würde die Anfahrt für euch fast drei Stunden dauern, vielleicht eher in den Ferien.«

Phil dreht sich zu mir um und entdeckt mich. Ein kurzes Lächeln stiehlt sich auf seine Lippen. »Ich muss jetzt echt aufhören, speichere dir die neue Nummer einfach ab. Das alte Handy ist kaputtgegangen und Papas Festnetz funktioniert nicht.«

Ich runzele die Stirn, weil er gelogen hat. Er hatte kein Handy, deshalb habe ich ihm doch mein altes gegeben. Papa? Ich verstehe nur Bahnhof.

»Du siehst schön aus, Prinzessin«, sagt Phil grinsend, als er aufgelegt hat, bevor er die Arme um mich legt und mich in der

Umarmung leicht hochhebt. Ich bin verlegen wegen seinem Kompliment. Ich habe mich für eine graue Hose entschieden, die schwarzen Chucks, die seinen so ähnlich sind, und meine schwarze Lederjacke, die gefüttert ist. Dazu trage ich eine meiner geliebten Mützen. Auch Phil hat eine auf dem Kopf, die ich ihm ordentlich über die Ohren ziehe, bevor er mich runterlässt. Sein weißes T-Shirt passt nicht zu dem frostigen Herbstwetter und auf seinen Armen entdecke ich, dass er eine Gänsehaut hat. Ich überlege kurz, wie ich helfen kann. Zum Glück habe ich noch einen Hoodie im Rucksack, den ich schnell herauskrame.

»Hier, zieh den über.« Phil sieht mich böse an und ich zucke mit den Schultern. »Bitte, okay?«, hauche ich nur. Ich kann die Sorge in meiner Stimme nicht unterdrücken und flehe ihn mit meinem Blick fast an. Er zieht ihn über und ich bin froh, dass der Hoodie so oversized geschnitten ist, dass er ihm passt.

»Lass uns Bernd besuchen«, schlage ich lächelnd vor und er nickt. Wir laufen schweigend nebeneinander her, aber es ist nicht unangenehm. Trotzdem spüre ich immer wieder seine Blicke auf mir, als würde er etwas sagen wollen. Kurz bevor wir am Rathaus abbiegen und Bernd erreichen, hake ich nach. »Ist alles okay?« Ich sehe nach oben, um ihm in die Augen blicken zu können.

»Klar.« Seine Mundwinkel zucken leicht und ich erkenne genau, dass er gerade versucht, ein Lächeln zu faken. Immerhin bin ich Meisterin darin.

»Sprich mit mir«, bitte ich.

»Es wird immer kälter. Ich wollte dich was fragen«, haucht er und seine Worte werden immer leiser, als er weiterspricht. »Ich dachte, also … vielleicht, wenn ich gar nichts anderes finde …« Phil zögert, gibt sich dann aber einen Ruck. »Ach, ich frage einfach: Vielleicht könnte ich, wenn die Nächte bald kälter werden, manchmal in deinem Gartenhäuschen schlafen?«

Phil rückt seine Mütze auf dem Kopf zurecht und ich kann seine Nervosität fast spüren. »Aber nein, vergiss es. Das ist zu viel verlangt«, rudert er sofort zurück.

Ich brauche keine Sekunde nachzudenken. Ich greife nach seiner Hand und wie von selbst verschlingen sich unsere Finger ineinander. »Klar. Kein Problem, wir dürfen uns nur nicht erwischen lassen.«

Er blickt mich an, die Augen so groß wie Teller. Überraschung steckt in seinen Zügen.

»Wirklich jetzt? Das ist in Ordnung für dich? Es ist okay, wenn du Nein sagst.«

Ich zucke mit den Schultern. »Du brauchst einen Ort zum Schlafen, wir haben Platz. Da gibt's doch gar keine Diskussion. Außerdem habe ich mir eh schon Sorgen gemacht, weil es von Tag zu Tag kälter wird.«

»Du überrascht mich immer wieder, Prinzessin.«

Irgendwie lösen wir unsere Hände nicht voneinander und gehen die letzten Meter Hand in Hand, bis wir vor Bernd dem Brot stehen, der grimmigen Figur aus dem KIKA. Mit der Sendung kenne ich mich nicht gut aus, aber Phil erzählt ganz aufgeregt von den Stunden seiner Kindheit.

»Ich hab so oft nachts die Moderation von ihm geschaut. Er ist einfach der Allercoolste. Ich kann nicht glauben, dass du ihn nicht liebst. Ich muss mir das mit unserer Freundschaft noch mal überlegen, Prinzessin.«

Ich zeige ihm den Mittelfinger und er lacht nur und drückt mir einen zarten Kuss darauf. Ist das gerade wirklich passiert? Hat er eben meinen Finger geküsst?

Ich muss seine Hand loslassen, um das Tagebuch herauszuholen, und kann meine zitternden Muskeln nicht beruhigen. Ich spüre noch immer seine warmen Lippen auf meiner kalten Haut. Seine warme, große Hand, die meine umschließt und deren Daumen immer wieder kleine Kreise auf der meinen gemalt hat. Spürt er auch, dass die Luft ein wenig knistert? Mein Herz schlägt viel zu schnell und am liebsten würde ich flüchten. Wegrennen vor den vielen Gedanken in meinem Kopf, vor den Gefühlen in mir, die ich nicht definieren kann. Phil ist vier Jahre älter als ich und dann auch noch so heiß.

Ich schlucke alles hinunter und lege das Tagebuch ab.

»Lass uns noch ein Foto machen, als Erinnerung«, murmele ich. Phil nickt und stellt sich auf die eine Seite von Bernd und ich auf die andere. Es ist nicht leicht, ein kleines Mädchen, einen großer Kerl und die Skulptur eines Brotes auf einem Selfie zu verewigen.

»Gib her.« Phil lacht, als er meine verzweifelten Versuche sieht. Er nimmt mir das Handy aus der Hand, das ich ihm hinstrecke und dabei kurz einen Schmollmund ziehe. Dann lächle ich, doch er drückt nicht auf den Auslöser.

»Schau grimmig, Prinzessin.«

Ich versuche es und auch er setzt einen richtig bösen Gesichtsausdruck auf, dann drückt er ab. Ich weiß schon jetzt, dass ich dieses Foto als Hintergrund benutzen werde. Es wird mich immer an dieses Gefühlschaos und an einen wundervollen Moment erinnern.

»Soll ich dir heute mal mein Zuhause zeigen?«, fragt Phil.

Ich denke darüber nach, was er wohl mit Zuhause meint? Gibt es einen festen Platz, an dem er unterkommt? Irgendwie bin ich automatisch davon ausgegangen, dass er sich halt mal hier, mal da was sucht.

»Klar«, murmele ich deshalb, ein wenig unsicher.

Wir laufen ganz schön lange, ich denke so circa eine halbe Stunde, bis wir irgendwann anhalten.

»Versprichst du mir, mich und auch die anderen Leute hier nicht einfach abzustempeln? Ich bringe normalerweise niemanden mit.«

Phil kratzt sich am Hinterkopf und ich nicke. »In Ordnung.« Ich hoffe, ich kann mein Versprechen halten.

Du wirst dich doch jetzt nicht mit fremden Pennern abgeben?, fragt Saskia, die sich lieber mal vor mir positioniert. Wenn man die Szene bildlich vor sich sehen könnte, würde man meinen, sie will mich beschützen. Dabei kommt sie mir näher. Diese unbekannte Situation sorgt dafür, dass die Nervosität sich in kleinen Wellen ausbreitet, die mich unter sich begraben wollen. Ich freue mich darauf, Phils Zuhause kennenzulernen und die Leute, die ihm wichtig sind, doch gleichzeitig macht es mir Angst. Verdammt noch mal, Saskia, kannst du mich vielleicht für zwei Stunden allein lassen?

Der Kopfschmerz, der von jetzt auf gleich durch meine Schläfen jagt, beantwortet meine Frage. Nein. Saskia bleibt, natürlich tut sie das.

»Wir wohnen in einer Lagerhalle. Sie ist unbeheizt, aber immerhin schützt sie vor Regen. Es ist allerdings nicht ganz legal, dass wir uns hier aufhalten«, erklärt Phil. Ich nicke, das kann ich mir vorstellen.

Die Lagerhalle sieht alt aus und ist in keinem guten Zustand. Die roten Steine sind verdreckt. Die halbrunden Fenster sind teilweise eingeworfen, sodass große Löcher dafür sorgen, dass Wind durchziehen kann. Man kann ihr ansehen, dass sich seit Jahren, vielleicht sogar Jahrzehnten, niemand mehr um sie gekümmert hat.

Wir gehen hinein. Der Raum ist nicht groß, aber auch innen total heruntergekommen. Als Erstes fällt mir auf, dass ich verzweifelt nach einem unangenehmen Geruch suche, der nicht kommt. Da wäre schon das erste Klischee.

Im Moment halten sich in der Lagerhalle fünf Personen auf. Drei Frauen und zwei Männer. Ich sehe ihre angespannte Haltung schon vom Eingang aus, als Phil die Tür öffnet und sie jemand Fremden sehen.

»Die Lagerhalle war nicht abgeschlossen, deshalb ist es kein Einbruch, weißt du?« Ich weiß nicht, was ich sagen soll. Ich verstehe ihn und die anderen Obdachlosen. Hier zu schlafen ist besser, als irgendwo draußen übernachten zu müssen, aber ich wünschte, Phil hätte ein richtiges Zuhause. Eine Heizung, die ihn im Winter wärmt. Zum Glück gibt es einen kleinen Heizlüfter im Gartenhäuschen, falls er da unterkommt.

Ich mache meine Jacke zu, weil es wirklich sehr kalt ist. »Los, ich stell dir die anderen vor.«

Als Erstes lerne ich eine Frau kennen, die locker als meine Oma durchgehen könnte. Sie heißt Astrid und ich schätze sie auf mindestens 60 Jahre. Armut ist wohl jeder Altersgruppe ein Begriff und mir zieht sich das Herz zusammen. Während mich die Übrigen nur mustern, verzieht die Alte die Lippen zu einem Lächeln.

»Phil hat uns schon von dem unbekannten Mädchen erzählt. Es freut mich, dich kennenzulernen.«

Sie legt ihre Hand an meine Wange und für das instinktive Zusammenzucken kann ich nichts. Sofort bemerke ich, wie sich Astrids Haltung versteift und sie sich doch hinter ihren Schutzmauern versteckt. Sie setzt sich hin, um weiter zu stricken. Ich bin so eine Idiotin. Ich möchte mich entschuldigen, doch Phil zieht mich weiter.

Ich lerne Linus, Paul und Lila kennen. Lila hat den Spitznamen sicher wegen ihrer Haarfarbe bekommen. Die drei sind noch jung, ein bisschen älter als Phil, schätze ich. Sie halten Abstand zu mir, sehen mich nur an, als wäre ich ein Tier im Zoo. Saskia kommt näher, doch ich versuche, sie zu ignorieren. Verständnis mischt sich mit meiner Unsicherheit.

»Sie ist eine von den Guten«, sagt Phil und blickt die anderen mit strenger Miene an. »Macht euch keine Sorgen, echt«, schiebt er noch hinterher und ich bemühe mich zu lächeln, um ihnen ein gutes Gefühl zu geben. Die leicht angespannte Stimmung bleibt trotzdem. Die fünf wirken wie eine Familie.

»Erzähl uns was von dir, Isa«, sagt Lila, immer noch skeptisch, aber anscheinend bereit, mir eine Chance zu geben. Ich habe diese Frage schon immer gehasst.

»Ich bin Isa, 15 und mach gerade meinen Abschluss.« Ich schlage mir gedanklich gegen die Stirn, als ich mich daran erinnere, dass ich hier nicht bei einem Vorstellungsgespräch bin, sondern Phils Freunde kennenlerne.

»Ich bin nicht sonderlich gut darin, über mich selbst zu reden. Das macht mich nervös«, gebe ich zu und Phil legt ganz locker den Arm um mich.

»Das kann jeder verstehen, Prinzessin.«

»Ich hab's in der Schule schon immer gehasst. Wir sind viel umgezogen und gefühlt nach jeden Ferien war ich der Neue«, meint Linus und seine Stimme wirkt fast angewidert.

Lila mischt sich mit ein: »Die Schule ist sowieso nichts anderes als Schikane.«

»Und fangen wir gar nicht erst vom Sportunterricht an«, werfe ich ein und auf einmal fühlt es sich an, als wäre das Eis gebrochen. Wir reden über die Schule und selbst Astrid scheint mir mein Zucken von vorhin verziehen zu haben.

»Ich habe in den acht Jahren, in denen ich in die Schule gegangen bin, nur eine nette Lehrerin gehabt«, sagt sie und erzählt uns von Frau Bär, die ihr Kraft gegeben hat, als ihre Eltern sich immer wieder gestritten haben. Ich muss an Frau Lehmann denken und kann bestätigen, es gibt gute Lehrer und welche, die man nach dem Abschluss nicht wiedersehen will.

Mir wird eine Flasche Wasser angeboten, die ich dankend annehme. Phil und ich setzen uns auf eine Matratze, die wohl sein Bett darstellt. Er legt eine Decke um meine Schultern und um sich, wir sitzen eng beieinander. Sein Oberschenkel berührt meinen und er legt einen Arm um mich.

In diesem Augenblick fühle ich mich mehr zu Hause als sonst, obwohl ich umgeben bin von fremden Menschen.

10 – Durch jedes Gewitter

Ich weiss nicht, wann mir das letzte Mal der Bauch vom Lachen wehgetan hat, bevor Phil in mein Leben getreten ist. Die Gruppe ist so lustig, dass ich aus dem Kichern nicht mehr herauskomme. Außerdem fühle ich mich unfassbar wohl in der Runde. Astrid erzählt lustige Geschichten aus ihrer Kindheit, Linus hat die ein oder andere Horrorstory aus dem Sportunterricht ausgepackt. Dabei hat er die einzelnen Parteien in verschiedenen Stimmlagen imitiert und das war einfach urkomisch. Lila grunzt leicht, wenn sie lachen muss, und das alles zusammen sorgt für ein tolles Miteinander. Ich werde wie ein Teil der Familie behandelt und Phil hält mich die ganze Zeit in seinem Arm fest. Perfekter könnte dieser Tag nicht sein.

Mein Handy vibriert und ich blicke kurz drauf: Mama.

»Wo bist du?«

Ich schlucke.

»In der Stadt. Esse dort etwas.«

»Du hast dich einfach davongeschlichen und bist den ganzen Tag unterwegs. Ich mache mir Sorgen um dich.«

Ein wohliges Gefühl umschließt mein Herz. *Siehst du, Papa, Mama macht sich wenigstens Gedanken um mich und streitet nicht grundlos mit mir.*

»Alles gut, wirklich.«

»Heute Abend soll es gewittern. Sei um 19 Uhr zu Hause, morgen ist Schule.«

Die Wärme in mir wird durch einen Eisregen ersetzt. Sie behandelt mich schon wieder wie ein kleines Kind. Ich schicke nur einen Daumen nach oben zurück und blicke dann auf die Uhr. Noch sechs Stunden, bis ich gehen muss.

Am nächsten Samstagmorgen, die Schulwoche war anstrengend und es ist das zweite Wochenende, an dem ich mich nicht mit der Hummelcrew treffe, sehe ich Phil und seine Freunde wieder. Ich bin schon ganz aufgeregt. Ich verspüre ein nervöses Kribbeln in meiner Magengrube und als ich die Lagerhalle erblicke, freue ich mich gleich noch mehr.

»Jetzt verpisst euch endlich, ihr elendigen Penner.«

Der Ruf dringt an mein Ohr und ich runzele die Stirn. Es klingt nach einem wütenden Mann und ich laufe ein wenig schneller. Die Stimme scheint von hinter der Halle zu kommen und ich gehe außen herum. Ich benötige einen Moment, um mir ein Bild von der Situation zu machen.

Linus steht vor einem älteren Mann und ich erkenne an den rhythmischen Bewegungen seines Rückens, dass er schnell atmet.

»Lass uns in Ruhe«, höre ich ihn fauchen und ich gehe auf die Szene zu.

»Was ist hier los?«, frage ich und nehme all meinen Mut zusammen, atme noch einmal tief durch.

»Isa«, sagt Linus nur und dreht sich zu mir um.

»Was willst du hier, Mädchen? Gehörst du auch zu diesen Pennern?«

Der Mann muss um die 50 Jahre alt sein, seine Haare sind grau und sein Schnurbart ist perfekt rasiert. Er trägt schwarze Lackschuhe und auch sonst schreit alles danach, dass er hier fehl am Platz ist.

»Was wollen Sie? Kann man Ihnen irgendwie behilflich sein?« Ich setze mein schönstes Fake-Lächeln auf und der Mann scheint davon irritiert zu sein, zumindest fällt für einen Moment seine angewiderte Miene und er wirkt verwirrt.

»Nein – ich ähm …«, stammelt er und Linus geht einen Schritt auf ihn zu.

»Lassen Sie uns einfach in Ruhe, okay?«, faucht er und dabei passiert es: Der Tropfen, der das Fass zum Überlaufen bringt. Beim Reden spuckt Linus aus Versehen und ein Speichelfaden landet auf dem Jackett des Arschlochs. Dann geht auf einmal alles ganz schnell.

»Hast du mich etwa angespuckt, hä?«

Es fühlt sich an, als würde ich einer Filmszene zusehen. Es dauert nur einen Wimpernschlag, bis der Fremde Linus auf die Nase boxt und dieser, noch in der Schockstarre, zu Boden geht.

»Linus«, rufe ich und gehe auf ihn zu. Sein Angreifer wirkt geschockt über seine eigene Tat, sagt aber nichts.

»Verschwinden Sie von hier, ansonsten rufe ich die Polizei«, drohe ich.

Linus will etwas hinzufügen, doch ein Blick von mir reicht, um ihn davon abzuhalten. Der Typ ergreift die Flucht und ich habe Zeit, mich zu Phils Freund hinunterzubeugen. Seine Nase blutet, scheint aber nicht gebrochen zu sein.

»Ich bringe dich rein«, murmele ich und helfe ihm hoch. Er lässt sich von mir in die Lagerhalle begleiten.

»Hast du uns nicht gehört?«, mault er Phil an, der dort auf seiner Matratze sitzt, und ich kann seinen Unmut verstehen.

»Was?« Erst jetzt sieht Phil auf und nimmt sich die Kopfhörer aus den Ohren. Die Bartstoppeln in seinem Gesicht zeigen, dass er sich nicht rasieren konnte. Sie sind seit gestern ein wenig dichter geworden und ich mag es irgendwie, wie toll er damit aussieht. Ein Bart würde ihm bestimmt gut stehen, also ein richtiger.

»Die Kopfhörer habe ich heute im Bus gefunden.« Er zuckt verlegen mit den Schultern, doch dann fällt sein Blick auf Linus' Nase.

»Scheiße, Mann, was ist passiert?«, fragt er.

Ich stehe als Beobachterin dabei, als Phil einen Verbandskasten holt und Linus ihm in wenigen Worten die Geschichte erzählt. Phil wirkt selbstsicher, jeder Handgriff routiniert, während er Linus verarztet. So als würde so was öfter passieren. Als wäre es nicht die erste Wunde, die er versorgt. Während ich ihm dabei zusehe, wird mir klar: Dieser Junge kümmert sich nicht zum ersten Mal um jemanden, stillt nicht zum ersten Mal eine Blutung.

Es fühlt sich an, als hätte ich Phil heute von einer anderen Seite kennenglernt. Als eine Person, die sich um alle kümmert und sorgt. Ich mag diese Seite an ihm genauso sehr wie die, mit der er mich zum Lachen bringt und doofe Witze macht. Vielleicht sogar ein bisschen mehr.

Als Linus' Nase versorgt ist, setzen wir uns mit den anderen zusammen. Mein Magen knurrt.

»Wäre es in Ordnung, wenn ich uns auf diesen Schrecken eine Pizza besorge? Ich habe furchtbar Hunger«, frage ich in die Runde. Die Blicke der anderen landen auf mir.

»Das musst du nicht tun«, sagt Linus und ich nicke nur.

»Ich weiß, aber ich hab echt Hunger.«

Phils Freunde lächeln mich dankbar an und nach einem kurzen Telefonat mit einer Pizzeria in der Nähe laufen Phil und ich los.

»Du bist wirklich krass, Prinzessin«, sagt Phil.

»Warum?« Ich blicke ihn fragend an.

»Du gibst, ohne zu nehmen. Das ist besonders und es tut mir weh, dass ich nicht in der Lage bin, dir etwas zu zurückzugeben.« Er kratzt sich am Nacken, ein Zeichen von Nervosität.

»Das stimmt nicht. Du glaubst gar nicht, wie viel du mir gibst.« Ich flüstere die Worte fast, doch er hört sie trotzdem. Ein mattes Lächeln legt sich auf seine Lippen.

Ich blicke in den Himmel, als einzelne Regentropfen auf mich fallen. Er ist dunkelgrau und es hat merklich zugezogen. Die Sonne scheint den Kampf gegen die Wolken verloren zu haben. Ein Donnern lässt mich zusammenzucken und ich beschleunige meine Schritte.

»Magst du keine Gewitter?«, fragt mich Phil und greift wie selbstverständlich nach meiner Hand.

»Doch, schon. Wenn ich drinnen an einem Fenster sitze, Musik läuft und ich es nur sehe, aber nicht höre.«

Da schießt auch schon der erste Blitz über den Himmel und ich fahre erneut zusammen. Der Regen durchnässt unsere Klamotten und während sich ein Schleier der Angst um mich legt, fängt Phil an herzlich zu lachen.

»Gewitter sind friedlich. Sie werden von den Leuten nur nicht gemocht, weil sie laut sind. Aber sieh doch mal, wie wunderschön das aussieht.«

Wir bleiben mitten in der Fußgängerzone stehen. Die Stadt ist wie leergefegt und die alten Häuser um uns herum wirken beschützend. Phil schlingt die Arme von hinten um meinen Körper und ich schmiege mich an ihn. Der Regen wirkt auf einmal beruhigend auf meiner kribbelnden Haut, die sich eh viel zu heiß anfühlt. Phil drückt mich eng an sich.

»Lass das Gewitter auf dich wirken«, haucht er mir ins Ohr. Ich nicke, doch beim nächsten Donnerschlag erschrecke ich erneut. Phil dreht mich leicht zu sich und blickt mir tief in die Augen. Ich könnte stundenlang hier stehen und ihn ansehen. Mein Herz pocht bis zum Hals und ich schmecke die salzigen Regentropfen auf meinen Lippen.

»Tanz mit mir.« Er hält mir die Hand entgegen und ich schaue ihn verwirrt an.

»Wir sind mitten in Erfurt, Phil«, sage ich und blicke mich um.

»Total egal. Tanz mit mir.«

»Ich kann nicht tanzen.«

»Ich auch nicht, na komm.«

Und weil Phil mir immer ein gutes Gefühl gibt, nehme ich seine Hand, die er mir entgegenstreckt. Ich genieße es, wie er unsere Hände an sein Herz führt und es genau wie meines schneller schlägt. Phil legt seine andere Hand auf meine Taille und wir wiegen uns im Takt des Regens. Es mag bescheuert aussehen, weil keinerlei Musik spielt und wir immer nasser werden, aber Phil bewegt sich zu einer lautlosen Symphonie und ich folge ihm einfach. Meine Füße verselbstständigen sich und irgendwie schaffe ich es, ihm nicht darauf zu treten. Irgendwann lege ich meinen Kopf an seine kalte, nasse Brust. Kogong. Kogong. Sein Herzschlag gleicht meinem, er schlägt viel schneller, als er eigentlich sollte. Dieser Moment ist mein bisheriger Lieblingsmoment mit Phil und ich verschließe ihn in ein Gedächtnisglas. Ich schraube den Deckel fest zu und hoffe, dass ich mich beim Öffnen immer an diesen Augenblick erinnern werde, wenn es mir mal schlecht geht.

Die Zeit, bis wir uns voneinander lösen, vergeht viel zu schnell. Die Magie kribbelt noch in mir, als Phil erneut meine Hand nimmt und wir zur Pizzeria laufen.

Sobald wir die zwei Partypizzen auf den provisorischen Tisch zwischen den Matratzen stellen, höre ich die Mägen im Chor knurren.

»Wir machen das wieder gut, Isa«, meint Lila und ich winke nur ab.

»Wir sollten es uns erst mal schmecken lassen.«

Phil öffnet die Pizzakartons und dann hauen wir alle richtig rein.

»Das ist meine erste warme Mahlzeit seit … ich weiß es gar nicht mehr«, gesteht Astrid und sieht unfassbar glücklich aus. Ihre Aussage lässt meinen Magen zusammenschrumpfen und ich lege mein Pizzastück beiseite.

»Darf ich euch was fragen?« Ich nehme meinen ganzen Mut zusammen und alle nicken, glücklich mit tomatenverschmierten Gesichtern. »Gibt es gar keine Hilfen für euch?«, murmele ich und hoffe, dass sie wissen: Ich meine es nicht böse.

»Doch. Aber die Tafeln sind total überfüllt. Suppenküchen

leben von Spenden und können nicht jeden Tag öffnen«, fängt Lila an. Ihre Stimme klingt neutral, doch mich schockiert es. Ich ziehe die Beine an meine Brust und lege das Kinn darauf.

»Aus Mülltonnen Essen klauen ist illegal. Dabei werfen die Lebensmittelkonzerne so viel weg, was noch genießbar wäre«, ergänzt Linus.

»In meiner Generation hätte es das niemals gegeben, dass man etwas noch Essbares wegwirft, nur weil das Datum darauf abgelaufen ist«, murrt Astrid.

»Es ist kein leichtes Leben auf der Straße. Man weiß oftmals nicht, wohin oder wie man den nächsten Tag überstehen soll. Wir sind keine Junkies, aber die Leute halten uns automatisch dafür«, sagt Phil und ich würde am liebsten alle in eine feste Umarmung ziehen. »Wenn man nach Geld fragt, assoziieren die Menschen direkt, dass man damit eh nur Alkohol und Drogen kaufen will. Dabei wäre es uns manchmal schon genug, uns 'ne Dose kalte Ravioli zu teilen, weißt du?«

Ich nicke und in meinem Kopf dreht sich alles. Wie kann man ihnen nur helfen? Ich habe eine Idee und muss schauen, ob diese umsetzbar ist.

»Die Gesellschaft wird immer aggressiver, auch durch die Pandemie. Jeder denkt nur noch an sich selbst. Erinnert ihr euch an die Hamsterkäufe? Die Polizei musste ausrücken, weil sie sich um Klopapier geprügelt haben«, wirft Paul in die Runde und ich erinnere mich noch gut daran. Der ganze Wahnsinn ist schließlich noch gar nicht lange her. »Seitdem haben wir es noch schwerer. Dabei haben wir uns direkt um Impfungen bemüht und diese auch bekommen. Trotzdem schauen uns die Leute an, als hätten wir diesen Drecksvirus eingeschleppt.«

Lila legt mir die Hand auf die Schulter. »Wir sind für die meisten Menschen Parasiten, dabei sind sie häufig die viel größeren Monster. Verkleidet als Prinz, bleibt ein Frosch immer noch ein Frosch.«

Ich nicke und habe das Gefühl, dass ich durch den Umgang mit dieser Gruppe wahnsinnig viel dazulerne. Wir sind ein armes Land, versteckt in einem reichen Speckgürtel. Aber es spricht niemand darüber und das macht mich wütend.

Phil begleitet mich zur Station und jedes Mal, wenn ich mich von ihm verabschieden muss, tut es ein bisschen weh.

»Du schaust immer, als würdest du ein Centershock essen, wenn ich dir Tschüss sage.« Phil trifft den Nagel mal wieder auf den Kopf.

»Ich vermisse dich halt, wenn du nicht bei mir bist«, gestehe ich lachend, um zu verdrängen, wie viel mir diese Worte bedeuten. Es stimmt. Jede Sekunde sehne ich mich nach ihm, wenn er nicht in meiner Nähe ist.

»Ich dich auch«, erwidert Phil.

Dann zieht er mich in eine Umarmung und ich wünschte, ich könnte die Zeit anhalten, nur um in seinen Armen bleiben zu können. Wo ist der Pause-Knopf für das Leben? Wie gern würden man manchmal vorspulen und die doofen Sachen überspringen? Leider ist das nicht möglich. Und in den Augenblicken, in denen die Zeit stillstehen könnte, da verfliegt sie nur so. Zeit, du bist ein ziemlich mieser Kerl.

»Geh nach Hause. Du bekommst sonst Ärger.« Phil löst sich von mir und ich weiß, dass er recht hat. Die Bahn fährt ein und er drückt mir einen Kuss auf die Stirn.

»Danke, dass du uns nicht verurteilst, Prinzessin.«

Ich sehe ihn noch einmal an. Ich wünschte, die Welt wäre nicht so ein Arschloch und ich könnte ihn einfach meinen Eltern vorstellen. Die Enttäuschung darüber, dass das niemals gehen wird, erinnert an Säure in meiner Magengrube. Das Gefühl geht auch nicht weg, als ich zu Hause ankomme und noch immer seinen Kuss auf meiner Stirn spüre.

11 – Veränderung beginnt im Kopf

»Guten Morgen Leute.« Ich umarme meine Freunde am Montagmorgen und entschuldige mich direkt, dass ich am Wochenende nichts von mir habe hören lassen.

»Alles gut. Wir waren auch alle nur daheim. Nächstes Wochenende ist das Erfurter Oktoberfest. Habt ihr Lust?« Layla blickt in die Runde und ich nicke.

»Klar. Das wird mega«, stimme ich lächelnd zu. Vielleicht gehe ich einen Tag mit der Hummelcrew hin und einen mit Phil und seinen Freunden, die gestern irgendwie auch zu meinen wurden.

»Dann lasst uns Freitag direkt nach der Schule hinfahren«, sagt Markus und ich nicke.

»Das klingt gut«, meine ich. »Ich wollte noch etwas mit euch besprechen.«

Ich habe gestern bis spätabends an einem Plan gesessen und überlegt, wie man Phil und seinen Freunden helfen könnte. Ich kann den anderen nicht sagen, dass mein Herzblut wegen Phil an dieser Sache hängt, aber ich kann ja prinzipiell versuchen, etwas zu verändern.

»Wusstet ihr, dass es in Erfurt echt viele Menschen ohne Zuhause gibt?«, frage ich in die Runde. Zum Glück treffen wir uns montags immer eine halbe Stunde vor Schulbeginn, um uns über das Wochenende auszutauschen, sodass ich genug Zeit habe.

»Du meinst die ganzen Penner, die immer in der Stadt rumlungern? Meine Eltern sagen ja, die sind nur zu faul zum Arbeiten«, murrt Leon. Seine Worte schneiden mir direkt ins Herz und ich versuche, mir nicht anmerken zu lassen, dass er mich damit persönlich verletzt. Phil ist nicht faul.

»Ich denke nicht, dass das stimmt. Auch unter ihnen gibt es, wie in jedem Lebensbereich, gute und schlechte Menschen, versteht ihr?«

Bettina sieht mich nachdenklich an. »Worauf willst du hinaus, Isa?«

Ich schlucke und dann nehme ich all den Mut zusammen, den Phil mir gibt, und sage es einfach geradeheraus: »Was haltet ihr davon, wenn wir einen Flohmarkt veranstalten und das eingenommene Geld an die Obdachlosen spenden? Außerdem könnten wir mit unseren Eltern sprechen und fragen, ob wir vielleicht Lebensmittelkonserven oder so zu Hause haben, die nicht mehr gebraucht werden.« Layla runzelt die Stirn.

»Du willst den Pennern unser Geld geben, von dem wir auch shoppen gehen könnten?«, mischt Leon sich ein.

Ich schlucke die Wut hinunter. In mir bildet sich ein Vulkan und ich weiß nicht, wie lange ich seinen Ausbruch verhindern kann.

»Na ja. Wir bekommen alle Taschengeld, oder? Manche Leute haben gar nichts.«

Markus nickt. »Ich finde die Idee richtig toll. Lasst uns das machen. Wir werfen so viel Zeug weg.« Er zuckt mit den Schultern und ich sehe ihn dankbar an.

»Ja, okay. Mal sehen.« Layla wirkt ein wenig verwirrt darüber, woher meine Idee so plötzlich kommt, und ich kann es ihr nicht verübeln.

»Lasst uns das Ganze nicht an die große Glocke hängen. Ich kenne eine kleine Gruppe Obdachloser, die die Sachen gut gebrauchen könnte«, sage ich und kann nichts dafür, dass mir die Hitze in die Wangen schießt.

»Ist das der Grund, warum du dich die letzten beiden Wochenenden nicht hast blicken lassen?« Leon setzt sich auf und sieht mich mit stechenden Augen an. Ich schüttele den Kopf.

»Nein. Ich bin in letzter Zeit nur viel beschäftigt.«

Ich weiß nicht, welche Lügen mehr wiegen. Die gegenüber

meiner Familie oder die gegenüber meinen Freunden. Beides ist unangenehm.

»Ich bin raus, sorry. Aber die Penner sollen arbeiten gehen und sich nicht das Gehirn wegsaufen oder sonst was.«

Damit geht Leon zu seinem Platz und ich balle meine Finger zu Fäusten. So ein Idiot.

»Lass ihn. Wir anderen können ja mal ausmisten und eine WhatsApp-Gruppe erstellen«, schaltet sich Bettina ein und wirkt richtig motiviert. »Sollen wir noch mehr Leute fragen, ob sie mitmachen wollen?« Dankbarkeit durchflutet meine Adern.

»Klar. Schick einfach den Gruppenlink rum.«

In diesem Moment summt mein Handy und Layla hält ihres triumphierend hoch. »Gruppe ist erstellt. Lasst uns die Welt ein bisschen besser machen.«

Sie lächelt und ich merke, dass ich die richtigen Freunde habe. Na ja, bis auf einen. Die Enttäuschung über Leons Verhalten wiegt schwer und ich weiß nicht, ob es hinbekomme, ihn in weiterhin ohne Vorwürfe anzusehen.

»Setzt ihr euch bitte alle.«

Unsere Klassenlehrerin kommt rein und ich begebe mich an meinen Tisch. Das gute Gefühl in meiner Brust bleibt. Veränderung beginnt im Kopf und wir können gemeinsam vielleicht wirklich etwas bewirken.

Heute kann ich mich besser auf die Schule konzentrieren. Trotzdem wandern meine Gedanken immer mal wieder ab. In wenigen Tagen bekomme ich eine Antwort von Phoenix. Warum habe ich ihm eigentlich eine so lange Frist gesetzt? Ich kann es jetzt schon kaum erwarten, mehr über ihn und Bruno zu erfahren.

Ich kann nicht glauben, dass mir der September so viel Neues gebracht hat. Saskia ist verhältnismäßig ruhig und Phil bereichert mein Leben jeden Tag. Auch jetzt vibriert regelmäßig mein Handy und er schickt bekloppte Selfies, sobald er mal in einem öffentlichen WLAN-Netz ist. Die Fotoqualität ist schrecklich, doch ich kann nichts gegen das breite Grinsen auf meinem Gesicht tun.

»Sag mal, Isa, von wem bekommst du denn die ganze Zeit Nachrichten? Du grinst ja wie ein Honigkuchenpferd.« Layla stupst mich an und beobachtet mich neugierig. Ich passe auf, dass die Lehrerin mein Handy nicht entdeckt, und schüttele nur dem Kopf.

»Ach, von niemandem.«

Layla runzelt die Stirn. »Du konntest noch nie lügen.« Sie grinst nur und ich strecke ihr die Zunge heraus. Sie erwidert meine Geste.

»Isabell und Layla. Würdet ihr die Aufmerksamkeit vielleicht wieder der Tafel widmen?« Manchmal hasse ich Lehrer wirklich.

Nach der Schule bleibe ich noch mit Markus, Layla und Bettina in der Cafeteria. Es ist schon Nachmittag und der Unterricht war anstrengend, doch wir haben den ganzen Tag immer wieder über unsere Hilfsaktion gesprochen. Leon ist wütend abgedampft. Soll mir recht sein.

»Wir sollten auf jeden Fall darauf achten, dass wir nur Lebensmittel weitergeben, die nicht gekühlt werden müssen«, meint Markus. Ich nicke.

»Klar, jetzt wird es zwar immer kälter, aber dennoch.« »Niemand soll sich den Magen verderben«, erwidert Layla lächelnd. Natürlich hat sie recht.

»Wir könnten von dem Geld, das wir mit dem Verkauf unserer Sachen einnehmen, auch selbst Lebensmittel und Klamotten einkaufen gehen.« Bettinas Augen leuchten richtig und ich genieße es sehr, dass ich für meine Idee nicht verurteilt werde.

»Das finde ich auch gut. Dann wissen wir wenigstens, wo das Geld landet.« Layla klingt manchmal noch skeptisch, doch ich freue mich sehr, dass sie dabei ist. Von ihr hätte ich mehr Vorurteile erwartet als von Leon.

»Meine Eltern waren auch mal arbeitslos, aber wir hatten wenigstens ein Dach über dem Kopf. Schön war die Zeit trotzdem nicht«, flüstert Bettina. Als ich gerade etwas sagen will, klatscht sie in die Hände und ergänzt: »Genau deshalb finde ich es richtig, etwas zurückzugeben. Wir leben alle im totalen Luxus. Ich finde die Idee wirklich toll, Isa.«

Ich lege meine Hand auf ihre und sie lächelt mich unsicher an. Wir lernen uns gerade auf einer anderen Ebene kennen und ich nehme meinen ganzen Mut zusammen: »Ich erzähle euch jetzt was und ihr dürft es niemandem verraten, okay?«

Alle nicken und dann berichte ich ihnen in Kurzform von Phil und seinen Freunden. Dabei erwähne ich nicht, dass er mich erwischt hat, als ich komplett durchgedreht bin, und ich sage auch nichts darüber, dass ich dabei bin, mich in ihn zu verknallen. Immerhin bin ich mir in der Hinsicht noch nicht einmal sicher. Ich weiß nur, dass ich oft an ihn denke. Aber das tut man ja auch bei Freunden. Ja, Freunde. Das ist die richtige Bezeichnung für uns beide.

»Wow. Das ist ja total aufregend und die sind nicht komisch oder so?«, fragt Markus und sieht richtig aufgeregt aus. »Nein, gar nicht.«

»Und sie nutzen dich nicht aus?« Layla ist immer ein wenig die Mutti in der Runde, die sich um alle sorgt, und ich schüttele den Kopf. »Ne, gar nicht. Vielleicht könnt ihr sie ja mal kennenlernen.«

Die drei nicken und ich bin in diesem Augenblick so glücklich darüber, hier genau mit diesen Leuten zu sitzen.

12 – Oktoberfest ohne Weißwurst und Brezeln

DER FREITAG IST SCHNELLER DA als erwartet. Wir haben uns jeden Tag nach der Schule zusammengesetzt und die Hilfsaktion für Phil und seine Freunde geplant. Dadurch habe ich ihn die ganze Woche nicht gesehen, außer einmal zufällig. Ich sehne mich nach ihm, obwohl wir jeden Abend telefoniert haben. Einmal bin ich am Telefonhörer eingeschlafen und am nächsten Morgen war er noch immer dran und ich habe ihn leise ins Handy schnarchen hören.

Leon hat sich immer mehr distanziert. Er verschwindet in den Pausen, ohne etwas zu sagen, und auch nach dem Unterricht haut er wortlos ab. Mich interessiert das nicht wirklich und ich bin fast froh, nun sein wahres Gesicht kennengelernt zu haben. Heute gehen wir alle gemeinsam auf das Erfurter Oktoberfest. Nur Leon ist nicht dabei. Er hat behauptet, dass er etwas anderes vorhätte, aber das glaube ich ihm nicht.

»Ich freue mich auf Schokofrüchte und Crêpes«, schwärmt Layla.

»Vergiss die Zuckerwatte nicht«, antwortet Markus und ich kann mir ein vorfreudiges Grinsen nicht verkneifen.

»Übrigens haben wir bei unserer Hilfsaktion die 30 Gruppenmitglieder geknackt. Es ist unglaublich, wie viele Leute mitmachen.« Bettina brennt am meisten für die Idee. Sie wirbt für unsere Aktion und ich bewundere sie wahnsinnig dafür. Sie steht total für die Sache ein und unsere Bindung ist enger denn je.

»Wir wollten euch übrigens noch was sagen«, kündigt Markus an und tauscht einen Blick mit Layla. Wir sind gleich am Domplatz angekommen, weshalb die Straßenbahn schon voller ist als zuvor. Die Jugendlichen zieht es jetzt schon hierher, die Erwachsenen meist erst in den Abendstunden.

»Layla und ich haben uns in den Sommerferien öfter getroffen«, fängt Markus an.

»Und da ist … na ja … etwas passiert«, deutet Layla an und ich muss mich echt anstrengen, um nicht laut loszulachen. Markus bemerkt ihr Gestammel und nimmt ihre Hand in seine.

»Wir wollten erst mal schauen, was daraus wird, bevor wir es euch verraten. Eigentlich wollten wir Leon auch einweihen, aber das ist ja aktuell schwierig.«

»Wir sind zusammen«, sagt Layla strahlend und ich lächle die beiden an.

»Das hat man euch so angesehen«, meine ich grinsend und Bettina nickt bekräftigend.

»Absolut, aber ich freue mich für euch.«

»Ich mich auch, wirklich. Nur bitte keine öffentlichen Liebesbekundungen.« Layla streckt mir frech die Zunge heraus. Ich lache sie an und dann gehen wir gemeinsam in Richtung Oktoberfest. Das Riesenrad strahlt uns entgegen und obwohl es noch nicht dunkel ist, leuchten die Farben. Der Domplatz ist gefüllt und ich schlucke.

Das sind zu viele Menschen. Wir hassen Menschen. Bitte, können wir gehen? Saskia sitzt in der Ecke und blickt panisch umher. Meine Finger fangen an zu zittern und ich schlucke. Sie hat recht.

Ich habe mit dem Ansturm nicht gerechnet … wobei doch, habe ich. Aber Saskia ist in letzter Zeit ruhiger geworden und vielleicht habe ich gehofft, dass heute ein normaler Tag wird. Ich wünsche mir, dass ich nicht mehr nervös werde, wenn ich so viele fremde Menschen auf einem Haufen sehe.

»Ich brauche kurz eine Pause«, hauche ich meinen Freunden zu und verstecke mich am Rand einer Attraktion, wo mich die Menschenmassen nicht mitreißen. Verdammt, das ist nicht gut. Ich versuche, die Augen zu schließen und langsam durchzuatmen. Mein Brustkorb hebt und senkt sich zu schnell. Plötzlich spüre ich eine Hand auf meinem Oberarm und schreie auf. Als ich in Bettinas Augen blicke, entschuldige ich mich und bemühe mich, mir nichts anmerken zu lassen.

»Alles okay?«

Sie sieht besorgt aus und es tut mir leid, weil ich nicht möchte, dass sich wegen mir jemand schlecht fühlt.

»Ich komme mit Menschenmassen nicht mehr so gut klar«, murmele ich und bin über meine eigene Ehrlichkeit überrascht. Seitdem wir an unserer Hilfsaktion arbeiten, ist unsere Freundschaft inniger als zuvor und ein bisschen Wahrheit schadet vielleicht nicht.

»Das verstehe ich. Was hältst du davon, wenn wir gemeinsam am Rand entlanglaufen? Wir machen Pause, wenn es dir zu viel wird, okay?«, schlägt sie vor. »Ist es in Ordnung, wenn ich deine Hand halte?«

Ich traue mich nicht, Bettina anzusehen, und nicke deshalb nur. Dann umfasst sie meine Hand. Ich laufe Hand in Hand mit meiner Freundin übers Oktoberfest und sie gibt mir die nötige Sicherheit, um nicht erneut in einer Panikattacke unterzugehen. Saskia zieht sich zurück, lässt sich von Bettina führen und mein Brustkorb schmerzt nicht mehr bei jedem Atemzug.

Layla und Markus, die Bettina und mir an den Rand gefolgt sind, bemerken entweder gar nicht, dass Bettina die ganze Zeit meine Hand hält, oder sie sind zu höflich, um etwas zu sagen.

»Wollen wir mit einer Runde Autoscooter starten?«, fragt Markus in die Runde und ich nicke.

»Das klingt doch gut.«

Vor allem sitze ich dann allein oder mit einer vertrauten Person im Auto und die Schlange ist aktuell auch nicht so lang. Ich vermisse die Unbeschwertheit von damals, als ich mich noch durch die Massen schlängeln konnte, ohne durchzudrehen. Saskia macht mir das Leben schwerer, seit sie da ist, vor allem weil ich einfach nicht weiß, was der Auslöser für ihren Besuch war. Früher bin ich die Erste gewesen, die bei Rummelplätzen dabei war. Ich habe mich beim Crêpesstand vorgedrängelt, um schneller dranzukommen, und nun drehe ich schon durch, wenn ich die aneinandergepressten Körper nur sehe.

Layla übernimmt die Tickets fürs Autoscooter und ich muss lächeln, weil mich der Tag trotz Saskias Anwesenheit ein bisschen an früher erinnert. Wir müssen drei Runden warten, was aber nicht schlimm ist. Die Menschen halten noch immer wenigstens einigermaßen die bekannten 1,5 Meter Coronaabstand ein, an die wir uns durch die Pandemie alle gewöhnt haben. Das gibt mir ein Gefühl von Sicherheit.

»Ich nehme das türkise Auto«, kreischt Layla und rennt direkt darauf zu. Ich entscheide mich für einen orangenen Flitzer und lege den obligatorischen Gurt an. Früher war ich nie ein großer Fan vom Autoscooterfahren. Als Kind bin ich einmal so doll in einen Crash verwickelt worden, dass mir der ganze Brustkorb wehgetan hat. Heute ist das anders, immerhin sind meine Brüste mittlerweile gewachsen und polstern alles ein bisschen besser. Woher kommt plötzlich die Überlegung, ob Phil meine Oberweite wohl gefallen würde? Schnell schüttele ich den Kopf und werde zum Glück unterbrochen, als der Gong ertönt und mir Markus direkt in den Hintern fährt, natürlich nicht in meinen, doch der Aufprall sorgt dafür, dass ich einmal im Auto durchgeschüttelt werde. Ich mache sie fertig.

Aufs Riesenrad traue ich mich dann doch nicht, weil da so viel los ist. Ich bin Bettina wahnsinnig dankbar, dass sie ebenfalls ablehnt und die beiden Turteltauben Layla und Markus machen sich kichernd auf den Weg.

»Hast du Lust, Schokofrüchte zu holen?«, will Bettina wissen.

Ich nicke und als sie erneut nach meiner Hand greift und mich wortlos von den Menschenmassen wegzieht, öffne ich mein Herz für sie. Sie macht es sich dort gemütlich und mir ist klar, dass unsere Freundschaft heute in ihrer hellsten Blüte erstrahlt.

»Wann siehst du deinen Phil wieder?«, fragt sie mich neugierig und ich muss lächeln, als meine Gedanken zu ihm schweifen.

»Morgen. Wir haben vor, noch mal gemeinsam hierherzukommen.«

»Darf ich ihn vielleicht kennenlernen? Und auch seine Freunde?« Ich will gerade verneinen, doch Bettina schiebt direkt noch einen Satz hinterher: »Es ist okay, wenn du dazu noch nicht bereit bist.«

Ich überlege, wann sie so rücksichtsvoll geworden ist oder ob sie schon immer so war, ich aber die Augen davor verschlossen habe. Ich bin mir nicht sicher, doch ich mag sie von Sekunde zu Sekunde mehr.

»Ich frage Phil morgen früh. Wir wollen eh erst gegen Mittag los. Meine Eltern sind nicht da, deshalb werde ich wohl den gesamten Samstag mit ihm verbringen.«

Bettina nickt und wirkt zufrieden. »Schreib mir einfach, ich würde mich freuen.«

Sie ist die Älteste von uns und wird im Januar schon 18. Das Leben hat es nicht immer gut mit ihr gemeint, deshalb hat sie zwei Jahre wiederholen müssen. Die genaue Geschichte kenne ich nicht, aber ich ahne, dass sie schlimm sein muss. Ihre Familie ist aus Österreich hergezogen und seit ich sie in der 5. Klasse kennengelernt habe, hat sie nur sehr selten über ihre Vergangenheit gesprochen. Ich bin kein Fan davon, jemandem Details aus der Nase zu ziehen, wenn er noch nicht bereit dafür ist. Entweder Bettina wird irgendwann von selbst mit der Sprache rausrücken oder es für sich behalten.

»Was möchtest du haben? Du kannst hier am Rand warten, ich stelle mich an.« Sie drückt meine Hand und ich blicke sie schüchtern an.

»Ich würde einen Spieß mit gemischtem Obst und einen mit Banane-Erdbeere nehmen.« Ich drücke ihr einen Zehneuroschein in die Hand und stelle mich anschließend zwischen die Buden, wo ich vor den vielen Menschen geschützt bin. Ich ziehe mein Handy hervor und schreibe Phil eine kurze Nachricht:

»Ich freue mich schon auf morgen.«

Ohne weiter darüber nachzudenken, schicke ich sie ab und warte wie gebannt auf seine Antwort. Es dauert nicht lange.

»Ich freu mich auch, Prinzessin.«

Ein Zwinkersmiley, der mich irgendwie rot werden lässt, ziert seine Nachricht.

»Lila fragte, ob sie mitkommen kann. Geht das für dich in Ordnung?«

Das ist die perfekte Gelegenheit, denn so kann ich Bettina auch ohne Probleme mitbringen.

»Klar. Ich würde dann auch ’ne Freundin mitbringen. Die beiden werden sich bestimmt gut verstehen.«

In diesem Moment trudelt eine weitere Nachricht ein.

»Ich freu mich auf unser Date, Prinzessin. Wenn uns die beiden zu viel sind, hauen wir einfach ab. Hab gleich kein WLAN mehr, um zehn an der Lagerhalle?«

Mein Herz pocht schneller und ich quieke kurz auf, als ich nur mäßig entspannt antworte.

»Klar, bis morgen.«

Bettina streckt mir die Schokofrüchte entgegen und ich sehe sie strahlend an.

»Du kannst morgen mitkommen. Wie wäre es, wenn wir uns um 15 Uhr hier treffen? Um sechs soll ja das Feuerwerk stattfinden.«

»Klar, klingt klasse.«

Date. Kreisch.

13 – Die Gefühle fahren Achterbahn

»WIR SIND GUT ANGEKOMMEN. Pass auf dich auf. Auf dem Tisch liegt Geld fürs Oktoberfest. Wir haben dich lieb, Mäuschen.« Die Nachricht meiner Eltern lässt mich durchs Zimmer tanzen. Sie sind heute Nacht zu meinen Großeltern gefahren und zum Glück konnte ich das Oktoberfest als Ausrede nutzen, um zu Hause zu bleiben. Ich will unbedingt noch mal mit Phil hin. Nicht falsch verstehen, Oma und Opa sind toll und ich versuche, mich regelmäßig bei ihnen zu melden. Allerdings freue ich mich schon seit Tagen auf dieses Wochenende und jetzt kann ich mich noch dazu so lange mit Phil treffen, wie ich möchte.

Die Stimmung zwischen meinem Vater und mir ist immer noch mit einem Eisberg zu vergleichen, der nicht schmilzt, sondern um den die Schneeflocken weiterhin herumwirbeln. Mama versucht, sich nicht einzumischen. Ich wünsche den beiden viel Spaß, bin aber froh, dass ich zu Hause bleiben darf. Sturmfrei. Normalerweise hätte ich wohl die Clique eingeladen, aber heute möchten wir ja aufs Volksfest.

Warum treffe ich mich, bevor wir dort hingehen, eigentlich mit Phil in der kalten Lagerhalle, wenn meine Eltern nicht da sind? Ich habe gar nicht darüber nachgedacht, aber eigentlich könnte ich ihn hierher einladen. Niemand würde es erfahren. Euphorisch wähle ich seine Nummer und kaue nervös auf meiner Lippe herum.

»Prinzessin? Hey.« Ich kann sein Lächeln hören und allein seine raue, noch leicht verschlafene Stimme hinterlässt eine Gänsehaut auf meinen Armen.

»Guten Morgen. Ich hab ganz vergessen dir zu erzählen, dass meine Eltern das ganze Wochenende nicht da sind.«

Ich klinge so nervös, wie ich mich fühle, und rappele mich gleichzeitig aus dem Bett hoch.

»Ja? Cool, freut mich.« Phil weiß anscheinend nicht so richtig, worauf ich hinauswill.

»Hast du Lust, zum Frühstück vorbeizukommen, ehe wir zum Oktoberfest gehen?«

Ich stehe auf und laufe nervös hin und her. Phil antwortet nicht sofort und ich frage mich, ob es eine doofe Idee war. Vielleicht hätte ich die anderen auch einladen sollen.

»Das klingt cool. Ich mach mich fertig und schwinge mich anschließend aufs Rad, ja? Dann muss ich nicht schwarzfahren.«

Er lacht verlegen und ich knalle mir die Handfläche mit voller Wucht gegen die Stirn. Klar, wenn ich nicht dabei bin, kann er schlecht mit meinem Ticket fahren.

»Oh Mann, sorry, Phil. Das hatte ich total vergessen.«

»Kein Ding, ich bin in 'ner Stunde bei dir, okay? Die Jungs sind heute eh unterwegs, Lila pennt noch und Astrid ist auch schon auf Tour. Ich freue mich auf dich, Prinzessin.«

Ich erwidere seine Worte und dann legen wir auf. Ich habe eine Stunde Zeit, um zu duschen, Frühstück zu machen und dieses Grinsen, das mich sofort als liebeskranke Teenagerin enttarnt, wegzubekommen.

Ich benutze Google, um ein Pancake-Rezept zu finden. Ich möchte mich nicht blamieren und als ich das Mehl in die Schüssel leere, zittern vor lauter Nervosität meine Finger. Ich kaue mir die Lippe auf und überlege, was ich anziehen soll. Phil hat unser Treffen gestern ein Date genannt. Ich finde es schwierig, dieses Wort zu interpretieren. Zieht er mich nur auf oder meint er es ernst? Ich hatte noch nie ein Date und ich könnte platzen vor Aufregung. Muss ich mich jetzt anders verhalten? Sollte ich vielleicht doch ein wenig Wimperntusche auftragen?

Ich versuche tief durchzuatmen, auch als ich 100 Milliliter Milch zu viel in die Schüssel fülle. Verdammt, jetzt werden die

Pancakes bestimmt scheußlich. Mit Hilfe der Küchenwaage bestimme ich die Mehlmenge und gebe nach Anweisung noch ein Päckchen Vanillinzucker hinzu.

Es sind 20 Minuten vergangen, also schaffe ich es, noch zu duschen und mich fertig zu machen. Ich brauche dringend einen weiblichen Rat und weil mir nur Bettina einfällt, schreibe ich ihr schnell.

»SOS. Kannst du facetimen? Phil kommt her und ich weiß nicht, was ich anziehen soll.«

Ich fühle mich komisch, als ich vor meinem Kleiderschrank stehe und nichts Passendes entdecke. Normalerweise ziehe ich einfach etwas raus, aber heute bin ich ratlos. Es soll ein etwas kühlerer Tag werden und ich würde Phil gern irgendwie überraschen. Nachdem Bettina nicht gleich antwortet, beschließe ich, die Entscheidung auf nach dem Duschen zu vertagen.

Mein Handy summt gerade los, als ich meine Haare abtrockne und mir ein Handtuch umgewickelt habe. Bettina.

»Hey«, murmelt sie verschlafen in die Kamera. Ihr Haar ist zerzaust und sie gähnt herzhaft, was darauf schließen lässt, dass sie gerade erst wach geworden ist.

»Du bist echt ein bisschen bekloppt. Wir haben noch nicht einmal zehn Uhr, warum bist du wach?«, grummelt sie.

Ich zucke mit den Schultern und gehe mit ihr gemeinsam per Videochat in mein Zimmer. »Du siehst Phil doch nicht zum ersten Mal, was ist heute anders?«

Das Videobild auf meinem Handy bewegt sich ein wenig, als Bettina sich aufsetzt, und ich strahle sie an: »Er hat unser Treffen gestern ein Date genannt. Meinst du, er meint es ernst?«

Bettina wirkt sofort hellwach und kreischt vergnügt auf: »Oh mein Gott, das ist ja aufregend. Ich weiß nicht, ich kenne ihn schließlich nicht. Aber ja, vielleicht. Willst du ihn denn daten?«

Ich nicke, ohne groß darüber nachzudenken.

»Ja, schon«, schmunzele ich verlegen und sie grinst mich an.

»Dann lass uns mal schauen, wie wir ihn begeistern können. Wie wäre es denn mit einem Kleid?«, schlägt sie vor.

Letztendlich trage ich ein Blusenkleid in grün-kariert und eine dicke flauschige Strumpfhose. Später, wenn wir zum Jahrmarkt gehen, ziehe ich meinen Mantel darüber und meine Mütze an.

»Mach dir ein paar Wellen in die Haare und vielleicht trägst du wirklich ein bisschen Wimperntusche auf«, rät mir Bettina. Als sie meinen Blick bemerkt, lächelt sie entschuldigend. »Ne, du hast recht. Du bist schön, so wie du bist.« Ich werde rot.

»Danke fürs Outfit aussuchen. Weißt du schon, was du anziehst?«

»Nö, aber ich hab auch kein Date.«

In diesem Moment klingelt es an der Tür und ich sehe Bettina entschuldigend an.

»Das mit den Wellen wird wohl nichts mehr.«

Sie grinst und wünscht mir viel Spaß, dann verstaue ich den Klamottenberg auf meinem Bett kurz im Kleiderschrank.

Als ich die Treppen nach unten gehe, wird mein Herzklopfen von Stufe zu Stufe intensiver und schneller. Ich knibbele an meinem Daumennagel, bis er schmerzt, und bevor ich mich traue, den Schlüssel im Schloss umzudrehen, atme ich noch einmal tief durch. Es ist nur Phil, kein Fremder. Dennoch ist es mein erstes Date und verdammt noch mal, ich bin scheiße nervös.

Zuerst fällt mir auf, dass Phil seine Bartstoppeln entfernt hat. Auch sonst wirkt er irgendwie frischer und gefällt mir noch besser als sonst. Er trägt seine Chucks, wie immer. Dazu eine dunkle Hose, die ich an ihm bisher nicht gesehen habe.

»Wow. Ich meine, ähm …«, stammelt er und mustert mich von oben bis unten. Es fühlt sich komisch an, so von ihm betrachtet zu werden, und ich nehme es zum Anlass, es ihm gleichzutun.

»Hey«, murmele ich, als ich von der Tür wegtrete und ihn damit stumm hineinbitte.

»Hey«, entgegnet er grinsend und kann die Augen anscheinend noch nicht von mir lösen. »Du siehst wahnsinnig toll aus. Ich meine, du siehst immer sehr schön aus, aber wow, das Kleid, ich …« Mein Lachen unterbricht seinen Redeschwall und meine brennenden Wangen sprechen für sich.

»Dankeschön. Du siehst auch gut aus«, gebe ich das Kompliment zurück. Er streicht sich über sein nacktes Gesicht und sein Lächeln ist irgendwie frech.

»Du wirkst heute total erwachsen und ich wie ein Bubi ohne die Stoppeln«, behauptet er.

Ich schüttele den Kopf und er zieht seine Schuhe aus und stellt sie neben meinen ab. Ich mag den Anblick von seinen vier Nummern größeren, schwarzen Chucks neben meinen in derselben Farbe. Ich könnte mich daran gewöhnen, doch leider ist das eine Wunschvorstellung und ich weiß genau, dass sein Besuch nicht möglich wäre, wenn meine Eltern hier wären. Und es dauert noch so lange, bis ich volljährig bin.

»Ich habe gedacht, wir frühstücken Pancakes. Ich hoffe, das ist okay?«, frage ich, als ich voraus in die Küche gehe und er mir folgt. Vielleicht bilde ich es mir ein, aber es fühlt sich so an, als würde ich seinen Blick auf meinem Hintern spüren. Instinktiv wackele ich ein wenig mehr mit den Hüften beim Gehen und hoffe, es erinnert nicht an einen Elefanten im Porzellanladen.

»Klar. Magst du Musik hören?«

Ich nicke und strecke ihm mein Handy entgegen.

»Einfach per Bluetooth mit der Box in der Küche koppeln.« Ich zeige auf den Lautsprecher auf dem Kühlschrank und er nickt.

»Du hast das Bild von uns als Hintergrund?«

Er sieht mich an und ich drehe mich schnell von ihm weg, damit er nicht bemerkt, wie ich erstarre. Es ist peinlich, vielleicht ein wenig kindisch.

»Ja«, antworte ich nur und er öffnet die Deutschpop-Playlist, die ich auch so gern höre. Dann schlingt er von hinten die Arme um mich, anscheinend hat er den Hoodie ausgezogen und trägt nur noch ein T-Shirt, denn ich spüre seine nackte Haut.

»Ich auch«, haucht er in meinen Nacken und kleine Blitze tanzen über meine Haut. Sie fühlen sich nicht unangenehm an, nur ungewohnt.

»Kann ich dir was helfen?«, fragt er, anscheinend lässt ihn die Umarmung total kalt, denn während meine Stimme zittert, klingt er sehr entspannt.

»Du kannst den Tisch decken, hier an der Küchenzeile, oder?«, schlage ich vor. Er drückt mir einen Kuss auf die Wange, bevor er anfängt. Die Hitze der Herdplatte kommt jener an der Stelle, auf der seine Lippen gelandet sind, verdächtig nah.

Es werden so viele Pancakes, dass ich Mühe habe, sie aufeinanderzustapeln. Zum Schluss erinnert der Haufen eher an den Schiefen Turm von Pisa und es ist mir ein bisschen unangenehm, dass sie nicht perfekt geworden sind. Mamas Pancakes sind immer goldbraun, während meine an den Rändern leicht angekokelt sind oder zu hell. Mies gelaunt schleudere ich den Teller auf die Küchenzeile.

»Tut mir leid, bin nicht so wirklich der Profi«, murre ich und lege Phil dennoch einen Pancake auf seinen Teller. Sie sind auch nicht so aufgegangen wie im Rezept und wahrscheinlich lag es an mir.

Du bist für nichts gut genug, nicht einmal ein Frühstück bekommst du hin, schreit Saskia und sie hat recht. Phil sieht mich mit Fragezeichen in den Augen an und ich zucke nur mit den Schultern.

»Ich wollte dich beeindrucken, immerhin ist das heute irgendwie was Besonderes. Es ist unser erstes gemeinsames Frühstück.«

Ich hasse es, dass mein Gehirn bei ihm nicht so lange über Wörter nachdenkt wie bei anderen Personen.

»Ich finde es mega lieb, dass du dir überhaupt die Mühe gemacht hast. Außerdem weißt du genau, dass ich keine Ansprüche habe.« Er lächelt mir zu. »Noch dazu konnte ich mit 15 gerade einmal ein Toast verbrennen lassen, du bist unfassbar erwachsen für dein Alter. Du musst dich nicht dauerhaft schlechtmachen«, sagt er.

Richtig, musst du nicht, bist du ohnehin, hält Saskia dagegen und ich weiß nicht, wem ich glauben soll.

»Guten Appetit«, meine ich deshalb nur, nehme mir das Glas mit Mamas Erdbeermarmelade und schmiere sie auf meinen ersten Pancake. Phil greift zum Zuckerrübensirup und die Musik füllt die Stille zwischen uns. Die Pancakes schmecken besser, als sie aussehen, und letztendlich verputzen wir den ganzen Berg.

»Wenn ich mich weiter mit dir treffe, muss ich bald anfangen joggen zu gehen.« Phil kneift sich in seinen nicht vorhandenen Bauchspeck und ich muss lachen.

»Hör auf. Ich bin diejenige, die mal Sport machen sollte. Die anderen in meiner Klasse sind alle schlanker.«

Er kommt zu mir rüber und stellt sich nah vor mich. Automatisch öffne ich die Beine, sodass er sich zwischen sie stellen kann. Mittlerweile sitze ich auf dem Hocker, wodurch ich mich bequem zu ihm drehen kann. Phil legt mir je eine Hand an meine Wangen und sieht mir tief in die Augen.

Mir bleibt die Luft weg, als er anfängt zu sprechen.

»Hör auf, dich mit anderen zu vergleichen. Du bist unvergleichlich. Du bist so ein wunderschönes Mädchen, dass ich jedes Mal fast den Verstand verliere, wenn ich dich sehe. Dazu kommt noch dein unfassbarer Mut und die Neugierde auf die Menschen um dich herum.« Er stockt kurz, mein Blick wandert zu seinen Lippen, über die er gerade kurz leckt, um sie zu befeuchten. »Irgendwas scheint dir an dir selbst nicht zu passen, aber das redest du, oder wer auch immer, dir ein. Du bist perfekt so, wie du bist, du bist genug.«

Dann zieht er mich fest in seine Arme und das ist auch besser so, denn die Tränen kullern einfach meine Wangen hinab. Seine Worte sind Balsam für meine Seele und ich merke, wie sich der Nebel, der meine Gedanken umhüllt, verflüchtigt. Die Schmetterlinge in meinem Bauch tanzen und ich wünschte, ich könnte dasselbe zu Phil sagen. Während er immer die richtigen Worte findet und daraus perfekte Sätze baut, bin ich die Stille von uns beiden. Ich kann nichts sagen, weil nichts dem gerecht werden könnte, was ich aktuell fühle. Ich weiß nur eins: Ich möchte diesen Moment festhalten und nicht mehr loslassen. Ich will, dass wir hier für immer bleiben und seine Arme meine Homebase werden. Phil ist in den letzten Wochen zu meinem Anker geworden und ich habe Angst, dass dieser schneller kaputtgeht, wenn ich ihn zu häufig in See werfe.

Wir kuscheln uns auf die Couch und irgendwie überzeuge ich Phil davon, mit mir die Neuverfilmung des Disney-Klassikers *Dumbo* anzuschauen.

»Ich kann nicht glauben, dass wir wirklich diese Realverfilmung schauen, obwohl du den alten noch nicht gesehen hast«, murrt Phil, als der Titel auf dem Fernseher erscheint. Ich zucke mit den Schultern.

»War vor meiner Zeit. Außerdem mag ich den alten Zeichenstil nicht so.«

Er rappelt sich auf, sodass ich aus seinen Armen falle, und sieht mich entrüstet an. »Ich glaube, ich muss gehen. Du bist das Beste, was mir je passiert ist, aber das ist genug.«

Er schaut wirklich ernst und ich muss mir einen Lachanfall verkneifen. »Dann mach es gut.« Ich zeige auf die Tür, ehe wir beide anfangen zu lachen und er mich wieder in seine Arme zieht. Bitte, lass diesen Augenblick für immer andauern. Schließlich ist Phil auch das Beste, was mir je widerfahren ist.

Letztendlich ist es gut, dass Phil mich im Arm hält, denn ich heule wie ein Schlosshund. Der Film ist emotional, ganz großes Kino und selbst in Phils Augen glitzern Tränen, als der Abspann läuft.

»Das war unglaublich«, hauche ich und er nickt.

»Wirklich ein zauberhafter Film.« Ich nicke ebenfalls und kann die Emotionen noch gar nicht in Worte fassen.

Ein Blick auf die Uhr zeigt, dass wir nun schon fast halb zwei haben.

»Wir treffen uns um drei mit den anderen auf dem Domplatz. Was magst du bis dahin noch machen?«

Er steht auf und sofort fehlen mir seine Arme um mich und mir wird kälter, was absolut dämlich ist und nur ein Gehirngespinst.

»Ich habe dir deine Bücher wieder mitgebracht und ich habe Redebedarf.«

Stimmt, die hatte ich ihm ja geliehen.

»Gartenhäuschen?«, hake ich nach.

Er nickt.

Als wir gemeinsam dort sitzen, fühlt sich das kleine Häuschen noch gemütlicher an.

»Ich habe bisher nur bei einem einzigen Buch geweint und das war bei *Das Schicksal ist ein mieser Verräter*. John Green ist ein wahnsinnig guter Schriftsteller.« Ich höre Phil aufmerksam zu und kann ihm nur recht geben. Ich möchte ihm das gerade sagen, als er weiterspricht: »Dann lese ich *Mein bester letzter Sommer* und Kleines, ich schwöre dir: Ich kam aus dem Heulen gar nicht mehr raus.«

Er lacht verlegen und hält das Buch in die Höhe, als wäre es eines der Weltwunder. »Ich muss mir seitdem zwar von den Jungs anhören, ich wäre eine absolute Heulsuse, aber das war es wert. Der Roadtrip der beiden ist tragisch, wunderschön und hoffnungsvoll. Man stirbt mit jeder Seite ein bisschen mehr.«

»Du solltest einen Buchblog führen. Mit deinen Rezensionen könntest du Autoren wirklich helfen. Du jonglierst wie ein Vollprofi mit den Wörtern«, meine ich. Phil zuckt mit den Schultern, doch ich weiß, dass ich recht habe. »Wir können ja gemeinsam eine Art Buchclub auf Instagram starten. Du schreibst die Beiträge und ich fotografiere.«

»Ich kann nicht in die Öffentlichkeit, Prinzessin«, sagt er entschuldigend und ich blicke ihn fragend an.

»Ich bin nach Erfurt gekommen, weil meine Vergangenheit mich aufgefressen hat. Ich kann es nicht riskieren, dass mich jemand von damals erkennt. Ich will nicht mit den Ereignissen von damals konfrontiert werden. Niemand aus meiner alten Schule weiß, wo ich bin.«

Ich nicke, hake aber nicht weiter nach, weil ich an seiner belegten Stimme merke, dass mehr dahintersteckt, als er mir aktuell erzählen möchte.

»Wir müssen unsere Gesichter ja nicht zeigen. Komm schon, die Idee ist super.«

»Ich überlege es mir, okay?«

Er klingt nicht überzeugt, doch in meinem Kopf spinnt sich schon ein Konzept zusammen. Ich würde dadurch noch mehr Zeit mit ihm verbringen können. Am liebsten wäre ich jede einzelne Sekunde bei ihm, wir müssten nicht einmal andauernd miteinander reden. Es reicht mir schon, wenn er mich in den Arm nimmt. Dann beruhigt sich alles in mir und der Sturm in meinem Inneren wird von Phils Sonne vertrieben.

14 – Vorurteile sind scheiße

Wir sind zehn Minuten vor drei am Domplatz und warten vor dem Eingang auf Lila und Bettina. Ich bin ein bisschen nervös, weil es das erste Mal ist, dass ich Phil mit einer meiner Freundinnen teilen muss. Das klingt so kindisch, aber was, wenn er sich anders benimmt, wenn jemand dabei ist, den er noch nicht kennt? Bettina weiß, dass ich Phil mehr als nur freundschaftlich mag, trotzdem kann ich auch nicht einschätzen, wie sie auf ihn und Lila reagiert. Ich weiß nicht, wie viel Berührungspunkte sie schon mit Obdachlosigkeit hatte. Ich schlucke meine Nervosität hinunter und blicke mich um, ob ich die beiden schon entdecke.

»Fahrt ihr in den Herbstferien eigentlich weg?«, fragt mich Phil und lenkt meine Aufmerksamkeit somit wieder auf sich.

»Nein. Immer in den Sommerferien, eigentlich. Dieses Jahr nicht.«

Weil ich mich in mein Zimmer eingeschlossen und Ausreden perfektioniert habe. Saskia hat sich auf mich gesetzt und mir die Luft abgeschnürt beim bloßen Gedanken daran wegzufahren. Das sage ich natürlich nicht und Phil nickt nur.

»Ich freue mich schon auf die Ferien«, meint er lächelnd und ich runzele die Stirn.

»Warum?«

»Na, endlich schulfrei?« Er sieht mich zögerlich an und ich schlage mir die Hand gegen die Stirn. Warum bin ich nur davon ausgegangen, dass Phil die Schule nicht besucht und auch nichts beruflich macht? Ich bin echt ein schlechter Mensch und nicht besser als die Leute, die andere sofort in Schubladen stecken.

»Es tut mir leid«, nuschele ich, doch Phil legt locker den Arm um meine Schultern.

»Ich hatte bisher noch nicht die richtige Gelegenheit, um dir zu sagen, dass ich gerade mein Abitur nachhole. Es ist ein bisschen was dazwischen gekommen in den letzten Jahren.«

Er zuckt mit den Schultern, als wäre es nichts.

»Abi? Krass«, hauche ich und sobald die Worte meinen Mund verlassen haben, schäme ich mich.

»Stell dir vor, auch ein Penner kann Wert auf Bildung legen.«

Ich höre die leichte Enttäuschung in seiner Stimme, doch kann nichts mehr dazu sagen, weil Lila schon auf uns zuläuft. Sie sieht gut aus. Die lila Dreadlocks hat sie zu einem hohen Dutt gebunden und sie trägt eine schwarze Hose sowie einen Hoodie in derselben Farbe und dazu Stiefel. Außerdem hat sie einen zu ihren Haaren passenden Lippenstift aufgelegt und zieht Phil und mich erst mal in eine Umarmung.

»Na, ihr Turteltäubchen?«

Ich werde rot und auch Phil sagt dazu nichts, sondern fragt stattdessen: »Wie war es heute? Erfolgreich?«

Lila nickt und Phil lächelt zufrieden. Ich runzele die Stirn, anscheinend ein Insider.

»Was denn?«, erkundige ich mich deshalb und Lila sieht mich prüfend an, als müsste sie erst noch checken, ob ich vertrauenswürdig bin.

»Ich mache Straßenmusik.« Sie erzählt davon mit einem Strahlen in den Augen, das ich an ihr noch nicht gesehen habe. In diesem Moment kommt Bettina dazu und hat sie anscheinend gehört.

»Cool, ich spiele Gitarre«, geht sie sofort lächelnd darauf ein und augenblicklich ist die Eisschicht, vor der ich so Angst hatte, gebrochen.

»Echt? Was spielst du so?«

Lila sieht Bettina an und irgendetwas flackert in ihren Augen auf, auch Bettinas Haltung ändert sich. Wickelt sie sich gerade eine Strähne um ihren Finger? Anscheinend.

Ich muss mir ein Kichern verkneifen und blicke zu Phil, der

sich raushält, aber auch ein Schmunzeln auf den Lippen hat. Wir lassen die beiden kurz in ihrem Gespräch über Musik versinken und ich ziehe Phil ein kleines Stückchen von den Mädels weg.

»Es war dumm von mir, zu denken, du würdest nicht arbeiten. Ich wusste nur nicht, dass du noch zur Schule gehst«, sage ich und hoffe, er merkt, dass die Entschuldigung von Herzen kommt. »Es tut mir so leid. Ich wollte dich damit nicht verletzen, wirklich nicht.«

Er streicht mir kurz über die Wange, sein Lächeln wirkt matt und ein wenig traurig. »Ich weiß, es war auch doof von mir, dir das nicht gleich zu erzählen.« Er seufzt.

»Ich habe mich nach einer Arbeit umgeschaut, immer wieder. Das ist allerdings nicht so einfach, wenn man keine feste Anschrift hat. Den Leuten zu verklickern, dass ich bei meinem Vater wohne, hat nicht geklappt. Zwar habe ich immer wieder Jobs angenommen, sie dann aber wieder verloren, weil wir die Unterkunft wechseln mussten.« Er schluckt.

Er zuckt mit den Schultern und ich bin ihm dankbar, dass er sich so öffnet. Gleichzeitig bin ich einfach nur angeekelt von unserer Menschheit.

»Ich habe zuerst Astrid kennengelernt, da kannten wir die Halle allerdings noch nicht. Also bin ich mit ihr mitgezogen, weißt du? Von einer Stelle zur anderen, bis wir so eine Art Zuhause gefunden haben. Da kamen dann auch die anderen Chaoten dazu.«

Ich schüttele den Kopf und lege ihn tröstend gegen seine Brust. Er schlingt die Arme um mich und die Welt um uns herum verschwimmt. Wie schlimm es sein muss, eine Lagerhalle ohne Heizung als Zuhause zu bezeichnen? Es schmerzt mich.

»Es tut mir auf jeden Fall leid. Bitte sei nicht böse auf mich.« Ich würde noch so viel mehr sagen, doch mir fehlen die Worte.

»Verstehst du nicht, dass ich niemals sauer auf dich sein könnte? Ich brauche dich, Prinzessin«, haucht er in mein Haar und ich kann die Tränen, die sich in meinen Augen sammeln, gerade noch zurückdrängen.

»Können wir los oder fangt ihr gleich wild an zu knutschen?«, fragt Lila lachend, als sie mit Bettina auf uns zukommt. Ich löse mich aus Phils Umarmung und nicke.

»Lasst uns loslegen«, sage ich und Phil sieht wieder besänftigt aus.

Manchmal sollte man einfach ein bisschen nachdenken, bevor man die Klappe aufreißt, Isa. Ach, Saskia. Ich habe dich ja fast vermisst.

Heute ist noch mehr los als gestern und ich merke, wie sich die Panik immer wieder um mein Herz schließt und mir kurz das Atmen schwerfällt.

»Wollen wir ins Geisterhaus?«, erkundigt sich Lila und sieht uns alle an.

»Nein, das ist nicht so meins«, sagt Phil und ich stimme ihm zu.

»Ich bin auch kein Fan davon, aber geht ihr zwei doch. Bettina erschreckt eh nichts«, schlage ich lachend vor und die beiden rennen kurz darauf los. Es fühlt sich großartig an, mit Phil hier zu sein und noch mehr über ihn zu erfahren.

»Ich mag geschlossene Räume, Dunkelheit und fremde Menschen um mich herum, die mir dann auch noch Angst machen sollen, nicht«, sagt er.

»Verstehe ich total gut. Hast du Lust auf einen Crêpe?«

Er nickt, nimmt meine Hand und wir gehen gemeinsam zum Stand. Er hält sie die ganze Zeit fest, auch als er für mich bestellt und verkündet: »Eine Schokobombe für meine Prinzessin hier.«

Wir stellen uns an einen Tisch und fangen an zu essen.

Er ist einfach ein wundervoller Mann und während er sich

den Käse-Schinken-Crêpe in den Mund schiebt, wird mir bewusst, was ich bisher immer in die hinterste Schublade gesteckt habe: Ich habe mich in Phil verliebt. Ich esse ebenfalls meinen Crêpe, auch wenn ich wegen dieser Tatsache irgendwie ein bisschen weniger Hunger habe.

»Du siehst aus, als hättest du einen Geist gesehen. Schmeckt es dir nicht?«, fragt Phil und ich winke nur ab.

»Es ist köstlich, danke.« Ich habe mich für einen Crêpe mit Nutella, Banane, Schoko- und Kokosraspeln entschieden.

»Ihr esst echt ohne uns Crêpes? Verräter!«, höre ich Bettina schreien und muss lachen. Zusammen mit Lila gesellt sie sich zu uns und die beiden kaufen sich auch jeder etwas. Mir fällt auf, wie eng sie beieinanderstehen. Immer wieder berühren sich ihre Arme und sie fangen an zu kichern. Das ist eine neue Seite, die ich an Lila entdecke, und auch Bettina benimmt sich anders als sonst. Ich mag es, wie die beiden miteinander umgehen.

»Wollen wir jetzt mit der kleinen Wildwasserbahn fahren? Die gab es letztes Jahr noch nicht«, frage ich in die Runde und ernte Zustimmung.

»Wasserbahnen sind das Beste«, schwärmt Phil. Ich verliebe mich noch mehr in ihn mit jeder Gemeinsamkeit, die wir entdecken.

Nachdem auch die Mädels aufgegessen haben, laufen wir ganz entspannt – also so entspannt, wie man mit einer Depression in großen Menschenmassen halt sein kann – zur Wasserbahn. Bettina blickt mich immer wieder besorgt an und mein Atem geht nicht ganz regelmäßig. Phil merkt es auch und bleibt irgendwann einfach stehen.

»Menschenmassen?«, fragt er nur und ich traue mich zu nicken. Er greift nach meiner Hand und dann schlängeln wir uns dort entlang, wo nicht so viele laufen.

An der Wasserbahn ist nicht so viel los, weil der Wind eisig ist und die Menschen keine Lust darauf haben, nass zu werden.

Wir bezahlen unsere Tickets, dieses Mal übernehme ich, und müssen anschließend eine Weile warten.

»Isa hat erzählt, ihr wohnt derzeit in einer Lagerhalle. Wie ist das so?«, erkundigt sich Bettina. Ich bewundere sie dafür, dass sie es schafft, keinerlei Wertung in ihre Stimme zu legen.

»Ganz cool, eigentlich wie eine WG«, sagt Phil und Lila ergänzt: »Nur ärmer.« Ich höre die Verbitterung in ihrer Stimme und bin überrascht, als Bettina ihr die Hand auf die Schulter legt.

»Ich würde euch gern mal dort besuchen. Die anderen kennenlernen. Ich bewundere euch dafür, dass ihr so gut miteinander auskommt. Isa hat erzählt, dass ihr wie eine Familie seid.«

Sofort hellt sich Lilas Blick auf und sie nickt. »Ja, das stimmt. Die anderen sind die Familie, die mir von der Biologie verwehrt wurde.« Ich werde hellhörig, sage aber nichts. Lila spricht weiter: »Ich bin in Pflegefamilien groß geworden, doch keine hat mich gut behandelt. Ich war ihr Goldesel, weil man durch mich mehr Geld bekommen hat. An meinem 18. Geburtstag bin ich sofort abgehauen, aber Unterstützung gibt es nicht. Ich möchte so gern eine Ausbildung machen, aber ohne festen Wohnsitz schauen dich die meisten nur komisch an.«

»Mir geht es ähnlich. Ich habe auch schon mehrmals erfolglos probiert, eine Arbeit zu finden.« Phil mischt sich in diesem Moment in die Unterhaltung ein und verdeutlicht, dass sie beide dasselbe Problem haben. Es ist traurig, weil es doch immer heißt, dass wir einen Mangel an Arbeitnehmern haben. Zumindest erzählen sie uns das in der Schule.

Lila zuckt mit den Schultern und Mitleid übermannt mich.

»Was möchtest du denn für eine Ausbildung machen?«, erkundige ich mich und Lila überlegt kurz.

»Ich liebe es, handwerkliche Dinge zu machen. Ich glaube, fürs Büro wäre ich nicht geschaffen. Musik bedeutet Spaß, lässt mich aber nicht davon leben. Derzeit ist es allerdings das Einzige, was ich habe.«

Ich nicke und Phil ergänzt: »Du bist wahnsinnig fleißig und wir finden schon noch beide eine Arbeit. Bei mir wäre es jetzt erst mal ein Nebenjob. Nach dem Abi brauch ich dann allerdings auch einen Ausbildungsplatz.«

»Ich kann mal meinen Papa fragen, ob sie noch Azubis suchen. Er ist Schreiner in einer Werkstatt«, schlägt Bettina vor und ich sehe etwas in Lilas Blick, das ich gern öfter entdecken würde: Hoffnung.

Wir sind klatschnass, als wir aus der Wasserbahn kommen. »Die haben da echt was Ordentliches auf die Beine gestellt.« Phil lacht und streicht mir einen Wassertropfen aus den Haaren.

»Es hat echt Spaß gemacht.« Ich sehe auf die Uhr. »In einer Stunde ist das Feuerwerk, wir sollten uns einen guten Platz suchen.«

Die Menschen drängen sich immer mehr zusammen und ich kann langsam nicht mehr wirklich atmen.

»Vielleicht etwas außerhalb?«, schlägt Bettina vor und ich werfe ihr einen dankbaren Blick zu. Die anderen stimmen zu und wir gehen ein Stück vom Domplatz weg und finden einen kleinen Hügel.

»Ich würde nach dem Feuerwerk zum Abschluss gern mit dir Riesenrad fahren«, flüstert Phil in mein Ohr und ich bekomme eine Gänsehaut. Gleichzeitig überkommt mich die Angst. Höhe und ich sind keine guten Freunde und meistens ist vor dem Riesenrad viel los. Trotzdem stimme ich zu. Wenn nicht mit Phil, mit wem kann ich dann meine Ängste überwinden?

»Wollt ihr danach noch mit in die Halle kommen? Wir könnten einen Spieleabend machen?«

Mir ist jetzt schon frisch und ich denke daran, dass meine Eltern nicht da sind. Also antworte ich auf Lilas Frage: »Lasst uns doch zu mir fahren, da ist es warm und wir könnten Mario Party spielen.«

Phil nickt und freut sich wie ein kleines Kind: »Hast du auch Mario Kart?«

Ich nicke und er streckt jubelnd seine Faust in die Höhe. »Ich mache euch fertig, Mädels!« Er grinst und ich freue mich, dass ich ihm eine Freude machen kann.

15 – Über dem Himmel

Als das Feuerwerk über uns am Himmel explodiert und ihn in den buntesten Farben leuchten lässt, schmiege ich mich an Phil. Ich merke, wie er bei jedem Knall zusammenzuckt, und blicke ihn besorgt an.

»Alles okay?«

Er nickt nur, doch er sieht nicht so entspannt aus, wie ich es in diesem Moment bin. Ich habe eine Idee und strecke ihm meine Airpods entgegen, die er sogleich annimmt und sich in die Ohren steckt. Durch das Noise Cancelling ist es möglich, dass er nichts mehr hört. Ich mache ihm ein zufälliges Lied an und er wirkt augenblicklich ruhiger. Warum hat er Angst vor lauten Geräuschen? Ich denke nicht weiter darüber nach, sondern genieße das Spektakel. Ich linse hinüber zu Lila und Bettina. Lila, die größer als Bettina ist, sitzt hinter ihr. Meine Freundin hat es sich zwischen ihren Beinen gemütlich gemacht und lehnt entspannt an ihr. Wenn ich es richtig erkenne, halten sie sich an den Händen und ich muss lächeln. Ich schätze fast, die beiden werden sich noch mal ohne uns wiedersehen.

Phil legt seine Hand auf meinen Oberschenkel und ich ergreife sie. Wir verschränken die Finger miteinander. Als das Feuerwerk vorbei ist, dauert es einen Moment, bis ich wieder in der Realität angekommen bin. Vor meinem inneren Auge halte ich diesen Augenblick noch einen Moment länger fest, weil ich Feuerwerke immer magisch finde. Ich frage mich, ob die Verstorbenen im Himmel währenddessen eine Art Diskobeleuchtung haben und dazu tanzen. Ich muss an meine Tante denken und ringe kurz mit mir, um nicht den ganzen Abend zu versauen. Ich blicke noch einmal in die Wolken.

»Du hast da oben gerade eine super Party, oder?«, frage ich sie stumm und als in diesem Augenblick die letzte Rakete hochgeht, habe ich das Gefühl, sie noch einmal vor mir in der Küche herumtanzen zu sehen.

Am Riesenrad ist wie erwartet die Hölle los und es wäre eine Lüge, wenn ich behaupten würde, dass ich mich riesig auf den Ansturm freue. Ich würde am liebsten umdrehen, doch gleichzeitig bin ich ganz aufgeregt mit Phil eine Runde zu fahren. Es ist total romantisch, auch wenn ich ein bisschen hoffe, ich kotze ihm nicht auf die Hose.

»Wir nehmen einen eigenen Waggon, damit das klar ist«, sagt Lila, die seit dem Feuerwerk Bettinas Hand hält. Sie laufen über den Rummel, als wären sie seit Jahren vertraut, und es fühlt sich gut an, dass alles so unbeschwert ist. Wenn ich bedenke, wie viel Angst ich davor hatte, dass sich Bettina nicht mit Phil und Lila verstehen könnte, ist es untertrieben zu sagen, ich wäre erleichtert. Ich bin gespannt, wie das wird, wenn die gesamte Hummelcrew auf Astrid, Linus und Paul trifft.

Wir sind dran und Bettina löst für uns alle Tickets, dann steige ich mit Phil in einen Waggon. Wir quetschen uns auf eine Seite und er muss den Kopf leicht einziehen, weil er zu groß ist. Es sieht lustig aus, ein bisschen so, als würde man versuchen, nach einem guten Essen die Hose zuzuknöpfen, obwohl es einfach nicht möglich ist. Als das Riesenrad sich zu irgendeiner Volksmusik in Bewegung setzt, umschlingen meine Finger die Stange zum Festhalten. Der Wind bläst durch die Kabine und es wackelt so doll, dass ich Angst davor habe, die Currywurst von eben gleich noch mal wiederzusehen.

»Warum bist du hier, wenn dir die Höhe anscheinend nicht gefällt?«, fragt mich Phil und ich sehe ihn an.

»So offensichtlich?«

Er nickt und es ist mir peinlich, also weiß ich nicht, was ich sagen soll.

»Du musst dich für mich nicht verstellen, Prinzessin«, haucht er.

»Ich weiß, das tue ich auch nicht. Wenn du bei mir bist, habe ich das Gefühl, unbesiegbar zu sein. Ich kann mit dir in Momenten fliegen, in denen ich sonst nur am Boden stehe. Deshalb überwinde ich meine Ängste.«

Kaum habe ich das letzte Wort ausgesprochen, streicht Phil mir eine Haarsträhne hinters Ohr und legt beide Hände auf meine Wangen.

»Ich würde dich jetzt gern küssen, Isabell.«

Und weil ich mit ihm den größten Mut habe, überwinde ich den Abstand zwischen uns und spüre nur eine Millisekunde später seine Lippen auf meinen.

Ich wusste nicht, dass ein Herz zeitgleich stehen bleiben und schneller pochen kann. Biologisch ist das bestimmt nicht möglich, aber genauso fühlt es sich an, als Phil mich küsst. Ich dachte immer, vor dem ersten Kuss wäre man total nervös, und das stimmt auch. Trotzdem weiß ich irgendwie automatisch, was ich tun muss. Ich halte mich an seinen Armen fest und genieße es, wie kalt seine Lippen im Vergleich zu meiner Hitze sind. Er schmeckt nach Cola und ein bisschen nach Crêpeteig, beziehungsweise Käse. Der Kuss endet schneller, als ich es möchte, was daran liegt, dass dieses wackelnde Ding anfängt zu schaukeln. Wir lösen uns voneinander. Ich halte mir den Bauch.

Dann übergebe ich mich und nichts in meinem Leben ist mir je peinlicher gewesen als dieser Augenblick.

»Ich wusste nicht, dass ich so zum Kotzen bin.« Phil lacht und ich sage nichts. In meinem Kopf ist alles still und gleichzeitig ist es viel zu laut und ich kann an nichts anderes denken. Verdammt, das darf nicht wahr sein. Ich wickele meinen Schal von meinem Hals und fange wie eine Verrückte an, über Phils Schritt zu reiben, um das Erbrochene wegzuwischen.

»Prinzessin – lass gut sein, alles in Ordnung.«

Er sieht mich an und ich kann seinen Blick nicht erwidern. Ich versuche immer noch, die größten Schäden zu beseitigen.

Er legt einen Finger unter mein Kinn und zwingt mich somit dazu, ihn anzublicken.

»Alles ist gut, wirklich. Ist nicht tragisch.«

»Du hasst mich jetzt, oder?«, murmele ich und er schüttelt den Kopf.

»Das könnte ich niemals.« Er drückt mir einen Kuss auf die Stirn und ich bin froh, als wir das Riesenrad verlassen. Mir ist noch immer mulmig im Magen und ich weiß nicht, ob ich später noch mal spucken muss. Der heutige Tag war irgendwie ein bisschen viel für mich.

»Was ist denn bei euch passiert?«, erkundigt sich Lila, als sie den Fleck auf Phils Hose entdeckt. Er winkt nur ab und ich danke ihm, dass er es für sich behält.

»Wollen wir zu dir, Isa?«, fragt Bettina und ich nicke. Der Abend könnte – bis auf mein Erbrechen – nicht perfekter sein und ich bin froh, dass er noch nicht endet.

Eine Waschmaschine scheint ein Mysterium für sich zu sein, zumindest fühlt es sich so an, als ich davorstehe. Vielleicht verstehe ich auch die Welt nicht mehr, weil Phil neben mir steht und nur ein Handtuch um seinen Unterkörper gewickelt hat.

»Also die Wäsche ist drin, irgendwo haben wir glaube ich Waschmittel.«

Wir sind vor circa einer halben Stunde bei mir angekommen, Phil hat geduscht, ich mir die Zähne geputzt und Lila und Bettina sind gerade im Garten und blicken in den Sternenhimmel. Das würde ich jetzt auch gern tun, aber ich stehe immer noch verwirrt vor der Waschmaschine. Vielleicht ist sie von einem anderen Planeten. Ich mache mir eine Notiz auf meiner mentalen To-Do-Liste: Mama fragen, ob sie mir erklärt, wie man Wäsche macht.

»Darf ich?«, fragt Phil vorsichtig, als ich gerade eine Flasche mit dicklichem Gebräu finde. Darauf steht Weichspüler, das ist doch dasselbe wie Waschmittel, oder? Ich nicke und Phil sorgt in wenigen Handgriffen dafür, dass die Waschmaschine läuft, indem er Waschmittel und eine Ladung Weichspüler in die dafür vorgesehene Öffnung füllt und den richtigen Knopf drückt. Keine Ahnung, woher er den kennt. Ich sehe ihm nur mit offenem Mund zu.

»Ich mache meine Wäsche manchmal im Waschsalon.« Er zuckt mit den Schultern und es ist mir unangenehm, dass er so viel mehr kann als ich. Als er meine traurige Miene erblickt, hebt er mich hoch. Ich kreische vor Schreck auf, doch er grinst mich nur frech an und setzt mich auf der Waschmaschine ab.

»Ich weiß, du fandest unseren Kuss zum Kotzen, aber ich würde ihn vielleicht noch mal wiederholen.«

Ich möchte widersprechen und ihm sagen, dass es nicht daran lag, komme aber nicht dazu, weil seine Lippen erneut meine gefunden haben. Werde ich mich je daran gewöhnen, dass in diesem Augenblick viele kleine Stromstöße durch meinen Körper schießen? Die Welt bleibt stehen, als er meine Wange sanft streicht und gleichzeitig mit seinen Lippen meine liebkost. Ich ziehe ihn noch mehr an mich ran, weil ich ihm gerade nicht nah genug sein kann.

»Phil, Isa? Kommt ihr?«

In diesem Augenblick wird die Tür zur Waschküche aufgerissen und Lila und Bettina stehen davor. Schnell lösen wir uns voneinander, doch die Blicke der beiden sprechen Bände. Wahrscheinlich sieht es aber auch sehr verdächtig aus: Phil halbnackt, leicht außer Atem. Ach so und ich: Mein Atem geht viel zu schnell, meine Lippen sind noch ganz geschwollen und mein Gesicht verfärbt sich wie von selbst zu einer Tomate.

»Das ist nicht das, wonach es aussieht«, murmele ich.

»Phil zeigt dir, wie man Wäsche macht, oder nicht?«

Wir fangen alle an schallend zu lachen und ich liebe unsere Freunde dafür, dass so eine Situation mit ihnen nie komisch wird. Ich liebe alles an ihnen.

16 – Der Fall, so tief

Ich gebe Phil etwas zum Überziehen und gehe schon einmal voraus ins Wohnzimmer. Lila hat es sich bereits auf der Couch bequem gemacht und Bettina sitzt neben ihr.

»Wollen wir erst mal 'ne Runde Mario Party spielen? Hat jemand Hunger?«, frage ich in die Runde.

»Ja und nein«, antwortet Bettina.

»Ja zu Mario Party, nein zu Essen. Außer, du hast was zum Snacken«, sagt Lila lachend und streicht sich über ihren nicht vorhandenen Bauch. Ich nicke und lächle, als Phil ins Wohnzimmer kommt. Er trägt eine kurze Hose von meinem Vater. Zum zweiten Mal muss ich nun schon auf etwas aus Papas Kleiderschrank ausweichen. Dazu hat Phil sich ein Shirt übergeworfen und er sieht wunderbar aus, einfach weil er Phil ist.

Als ich in der Küche die Snackschublade plündere, sehe ich auf die Uhr. Jetzt ist es fast 20 Uhr und ich freue mich unglaublich auf den Abend mit den anderen. Es ist total cool, dass meine Eltern genau am Oktoberfest-Wochenende nicht da sind. Dadurch ist es überhaupt möglich, dass ich hier mit meinen Freunden sitze. Ich kann es nicht erwarten, dass so was öfter passiert. Ich habe das Gefühl, dass wir ein unschlagbares Team sind. Sowohl Phil und ich als auch Bettina und Lila. Und gemeinsam als Einheit. Alles fühlt sich gut an und ich kann nicht glauben, dass sogar Saskia die Klappe hält. Ich kann seit Ewigkeiten mal wieder für einen Moment frei atmen, ohne dass es in meiner Brust anfängt zu brennen. Ich kann lachen, ohne überlegen zu müssen, ob es echt aussieht, einfach weil es real ist.

Phil kommt in die Küche und schlingt von hinten die Arme um mich. Als ich mich an ihn lehne, ist die Welt noch ein wenig perfekter und ich genieße seine Umarmung.

»Danke für dein Vertrauen, auch Lila hierher einzuladen.«

Er küsst kurz meinen Nacken und ich weiß nicht, was er mit mir anstellt. Am liebsten würde ich ihn schon wieder küssen, das kann doch nicht wahr sein.

»Alles gut, sie gehört doch zur Familie.« Ich lächle und er sieht mich an, schüttelt dabei unterbewusst den Kopf, zumindest sieht es so aus.

»Verstehst du eigentlich, dass du einzigartig bist? Ich wünschte, du könntest dich für einen Tag aus meinen Augen sehen. Du würdest erkennen, was ich in dir entdecke, und verdammt, das ist so viel.«

Ich werde rot und mein Herzschlag stolpert, meine Finger zittern und ich weiß nicht, was ich antworten soll. Ich öffne immer wieder den Mund, wahrscheinlich erinnere ich an einen Koi-Karpfen, der nach Luft schnappt. Phil streicht mir mit dem Finger über die Wange.

»Du bist unvergleichlich, Isa. Fang an, dich selbst zu lieben, denn andere tun es, und zwar so sehr.«

Dann nimmt er die Snacks von der Theke und geht ins Wohnzimmer. Ich bleibe verdattert in der Küche stehen. Hat er mir gerade durch die Blume gesagt, dass er in mich verliebt ist? Das kann nicht sein. Phil könnte jedes Mädchen haben, man muss ihn nur mal ansehen. Außerdem ist er klug, witzig und hat einen Charme, mit dem er jeden um den Finger wickelt. Zumindest bei mir hat er das getan.

Ich versuche, mich irgendwie zu beruhigen, auch wenn in mir gerade ein Wirbelwind der Gefühle sein Unwesen treibt.

Bettina hat die Switch schon angemacht und erklärt Lila gerade die Steuerung. Anscheinend weiß Phil Bescheid, denn er sitzt schon im Schneidersitz bereit und sieht aus wie ein kleiner glücklicher Junge. Ich stelle die vier Tassen mit heißer Schokolade ab.

»Ich hab uns Kakao gemacht.« Darauf habe ich Zimtsahne

gesprüht und kleine Marshmallows verteilt. Ich liebe die Mischung und hoffe, den anderen geht es genauso.

»Ich warne dich, Phil. Wenn du es dir mit diesem Mädchen verscherzt, muss ich dich leider umbringen.« Lila sieht ihren Freund an und wenn man nur ihren Gesichtsausdruck interpretieren müsste, könnte man wirklich denken: Sie meint das ernst.

»Ich lasse Isa nicht mehr gehen, keine Sorge. Immerhin ist sie das erste Gute, das mir seit Du-weißt-schon widerfahren ist.«

Kann er bitte aufhören solche Dinge zu sagen? Ich weiß nicht, wie lange ich noch durchhalte, ohne zu hyperventilieren. Meine Wangen sind dauerhaft heiß und ich könnte mich wohl für die Rolle einer Tomate in einem Theaterstück bewerben und würde sofort genommen werden.

»Lasst uns anfangen, sonst muss ich mich übergeben.« Bettina lacht und zwinkert mir frech zu. So viel dazu, dass die beiden nicht checken, was abgeht.

Ich hatte noch an keinem Spieleabend solchen Spaß wie heute. Wir kabbeln uns, Phil ist bockig, weil er bei den Minispielen gnadenlos verliert, und Lila zieht uns alle ab. Als sie zum Schluss im Spiel die Krone des Gewinners trägt, fängt sie an durchs Zimmer zu tanzen. Sie hat sich übrigens die Figur von Wario ausgesucht, passend zu ihrer Haarfarbe – ihre Aussage, nicht meine. Phil klaut mir mein Handy, macht mit der Wohnzimmerbox Musik an und letztendlich finden wir uns alle tanzend wieder. Um uns herum existiert nichts mehr. Das ist die Blase, in der ich gern bleiben würde. Es fühlt sich alles so schwerelos an, ganz leicht und als könnte ich an alle Wunder glauben. Hier und jetzt fühle ich mich, als wäre es möglich, bald endlich wieder glücklich zu sein. Genau hier bin ich nur kurz glücklich und das fühlt sich großartig an.

Lila nimmt meine Hand und wir tanzen gemeinsam zum Beat. Auch wenn ich sonst nicht tanzen kann, bewegen sich meine Füße jetzt fast wie von selbst. Ich lasse die Hüfte kreisen und wir lachen.

Schließlich kommt ein langsames Lied und Lila flüstert mir ins Ohr: »Ich glaube, ich muss dir auf Ewigkeit dankbar sein. Durch dich habe ich heute Bettina kennengelernt und mein kaputtes Herz schlägt wieder.«

Sie küsst meine Wange und ich grinse sie glücklich an. Phil schaltet sich dazwischen und ich lächle, als ich sehe, wie er sich zu mir beugt und mir die Hand hinhält.

»Darf ich erneut um einen Tanz bitten, *Mademoiselle*?«

»Aber natürlich, *Monsieur*«, erwidere ich lächelnd und wir finden wie von selbst unsere Position.

Das Lied in der Playlist fasst die Melancholie in mir gut zusammen. Ich will nicht, dass dieser Tag endet. Am liebsten würde ich ihn für immer in Wiederholung abspielen lassen. Ich bin traurig, weil ich weiß, dass das nicht möglich ist. In wenigen Stunden werden wir so müde sein, dass sich einer nach dem anderen verabschieden wird, und dann endet dieser Moment und die Traurigkeit in mir wird wiederkommen.

Ich merke, wie sich mit der Müdigkeit auch Saskia wieder näher an mich schmiegt. Sie streckt die Hände nach mir aus, erinnert damit an ein Baby, das hochgehoben werden will. Ich kann ihr nicht widerstehen und nehme sie auf meinen Arm. Ohne dass ich etwas dagegen tun kann, findet eine Träne ihren Weg meine Wange hinunter. Zum Glück liegt mein Kopf an Phils Brust und niemand bemerkt sie. Es ist eine Träne der Angst davor, dass mein Gedankenkarussell wieder anfangen wird sich zu drehen. Ich kann das Quietschen der Schrauben schon hören, die dafür sorgen, dass es sich gleich in Bewegung setzt.

Ich merke nicht, dass ich falle. Erst als ich am Boden aufpralle, wird mir bewusst: Heute war zu viel. Ich werde es niemals schaffen, einfach nur glücklich zu sein. Das ist mir nicht vergönnt.

Als ich die Augen öffne und mir der Kopf wehtut, realisiere ich, dass mir die Beine weggeknickt sind und ich anscheinend auf dem Wohnzimmerboden liege. Ich fühle mich wie gelähmt und schließe schnell wieder die Augen, als die Lichter vor mir zu tanzen anfangen. Ich kann nicht verstehen, was die anderen sagen. Es ist, als würde Watte in meinen Ohren stecken. Alles ist gedämpft, nur mein Körper liegt auf dem kalten Fußboden. Meine Gedanken fühlen sich an, als wären sie eingesperrt.

Ich werde hochgehoben, das merke ich am Rande, doch ich bin nicht in der Lage, etwas zu sagen. Meine Zunge fühlt sich schwer an, geschwollen. Natürlich ist sie das nicht wirklich, aber das verstehe ich in diesem Moment nicht. »Krankenwagen«, vernehme ich irgendwann und das lässt mich aus meiner Trance erwachen.

»Nein«, hauche ich, kraftlos und schwach. Dann reiße ich meine Augen auf, die sich von den Tränen ganz verkrustet anfühlen. Ich habe nicht einmal bemerkt, dass ich geweint habe. Kurz fehlt mir die Orientierung und ich weiß nicht, wo ich bin. Erst als mein Sichtfeld wieder klar wird, erkenne ich Phil, Lila und Bettina um mich herum. Ich liege auf dem Sofa, unter meinen Knien haben sie ein Kissen platziert. Ich fühle mich komisch, weil ich das alles irgendwie nicht mitbekommen habe.

»Es tut mir leid«, sind die ersten Worte, die meinen Mund verlassen, und ich setze mich auf. Typisch für eine Panikattacke fühlt sich alles kurz danach noch an wie im Delirium. Ich bin ausgelaugt. Die Müdigkeit hat mich umgeworfen und mir ist, als wäre anschließend ein Laster über mich gefahren, um auch sicherzustellen, dass ich wirklich endgültig kaputt bin.

»Geht es wieder?«

Ich höre Besorgnis in Bettinas Worten und sehe sie in Lilas und Phils Augen. Ich nicke.

»Könnt ihr mir kurz helfen?«

Meine Glieder zucken noch, meine Finger sind kalt und zittern. Phil und Lila helfen mir beim Aufsetzen. Ich muss noch einmal kurz durchatmen, weil sich erneut alles um mich herum dreht.

»Hast du so was öfter?«, fragt Lila und ich weiß nicht, was ich antworten soll. Es ist zu früh, um ihnen von Saskia zu erzählen.

»Heute war einfach ein bisschen viel für mich, macht euch keine Sorgen«, beruhige ich sie und ringe mir sogar ein Lächeln ab. Alle scheinen mir zu glauben, nur Phil streicht mir über die Schulter, als würde er sagen: »Ich sehe dich, Isa. Mir spielst du nichts vor.«

Ich weiß nicht, ob es mir Angst macht, dass er bis in mein Innerstes sieht. Ich kann auch nicht sagen, ob es ein schönes oder eher ein schreckliches Gefühl ist, wie ein offenes Buch gelesen zu werden. Es ist, als würde Phil zwischen die Zeilen blicken und alles richtig interpretieren. Das sorgt dafür, dass sich das Zittern meiner Finger verstärkt.

»Ich glaube, es wäre besser, wenn wir den Abend beenden. Ich bringe Isa noch ins Bett«, meint Phil.

Wie gern ich jetzt widersprechen würde, kann ich gar nicht sagen. Aber mein Körper ächzt nach einer Mütze Schlaf, deshalb blicke ich die Mädels nur entschuldigend an und akzeptiere damit Phils Worte. Lila beugt sich als Erstes zu mir und zieht mich in eine Umarmung. »Phil soll dir meine Nummer geben.« Sie küsst mich zaghaft auf die Wange und ich lächle sie nickend an.

Bettina umarmt mich ebenfalls: »Bist du sicher, dass ich dich allein lassen kann?«

Phil räuspert sich hörbar, als er ihre Worte vernimmt.

»Ich bin nicht allein«, versichere ich lächelnd und bin schließlich doch erleichtert, als die Tür hinter ihnen ins Schloss fällt.

»Was soll ich tun?«, fragt Phil und erst jetzt sehe ich die Unsicherheit in seinem Blick.

»Nichts. Es geht schon wieder. Du kannst auch gehen, wenn

du magst.« Die Worte sind schneller ausgesprochen, als ich darüber nachdenken kann. Ich will ihn nicht rauswerfen und natürlich möchte ich jetzt nicht allein sein. Dieser perfekte Tag soll nicht durch Saskia beendet werden.

»Ich bleibe gern«, murmelt er und setzt sich neben mich. Er nimmt meine Hand in seine und streicht mit dem Daumen darüber. Ich spüre seinen Fingernagel leicht über meine Haut kratzen, als er anfängt Herzen zu malen. »Ich mache mir Sorgen um dich. Das am Einkaufszentrum damals, die Kirmes und jetzt das eben.«

Ich stoppe ihn und sehe ihn mit flehendem Blick an: »Bitte. Lass uns nicht darüber reden. Das kann ich nicht.«

Meine Stimme ist voller Panik und gleichzeitig wünsche ich mir nichts sehnlicher, als endlich die Wahrheit sagen zu können.

»Bleib die Nacht bei mir, bitte, Phil«, murmele ich und lege meinen Kopf auf seine Brust.

»Ich werde immer bei dir sein, okay?«, antwortet er und küsst meinen Haaransatz.

Saskia ist zu ausgelaugt, um mir erneut einen Strich durch die Rechnung zu machen, also hält sie die Klappe und ich mache es mir in Phils Armen gemütlich.

Lange herrscht Ruhe und ich lausche nur seinem beruhigenden Atem und passe mich seinem Rhythmus an. Irgendwann gähne ich herzhaft und sehe ihn an.

»Ich würde dir die Couch fertig machen, ist das okay?«

Ich wickele mir eine Haarsträhne um den Finger, weil ich nervös bin. Es ist zu früh, um neben ihm einzuschlafen. Ich glaube, das kann ich noch nicht.

»Klar.« Phil lächelt und ich suche Enttäuschung in seinem Blick, doch finde sie nicht. Stattdessen stoße ich auf Verständnis und Sorge um mich.

»Wenn du magst, kannst du als Erstes ins Bad. Über Nacht können wir den Wäschetrockner anmachen.«

Er nickt und erhebt sich von der Couch.

»Eine Zahnbürste hatte ich vorher schon rausgesucht.« Ich grinse ihn frech an.

»Gib zu, das war alles geplant. Du willst mich nur rumkriegen, Isabell.«

Er guckt betont böse und ich lächle ihn an und schaue mit Unschuldsmiene zu ihm auf.

»Hat es denn geklappt?«, will ich wissen und als er mir ein strahlendes Lächeln schenkt, ist das schon Antwort genug. Doch er beugt sich dennoch zu mir und küsst meine Lippen.

Werde ich jemals genug davon bekommen? Will ich das überhaupt? Ich glaube nicht, denn als er sich löst und das Wohnzimmer verlässt, brauche ich einen Augenblick. Einen kurzen Moment, um wieder in der Realität anzukommen und meinen Herzschlag zu beruhigen. Als ich die Badtür zufallen höre, sehne ich mich schon wieder nach Phil und seinen Lippen.

17 – Der Vulkan in mir

ALS ICH IM BETT LIEGE, komme ich trotz Müdigkeit nicht zur Ruhe. Das liegt wahrscheinlich daran, dass zum ersten Mal ein Junge bei mir übernachtet. Die Nervosität treibt meinen Puls in die Höhe, wenn ich daran denke, dass Phil derjenige ist, der da unten liegt und wahrscheinlich schon schläft. Instinktiv frage ich mich, ob er wohl schnarcht? Liegt er auf dem Rücken oder wie ich auf dem Bauch? Alles in mir kribbelt, wenn ich daran denke, dass ich nur 24 Treppenstufen hinuntersteigen müsste, um mich an ihn zu schmiegen. Ich habe das Sofa ausgeklappt, damit er genug Platz hat, um zur Ruhe zu kommen. Ich bin noch nicht bereit, mit ihm in einem Bett zu schlafen. Außerdem ist er älter als ich und könnte direkt weiterdenken, als ich bereit bin zu gehen. Immerhin haben wir uns erst heute zum ersten Mal geküsst. Meine Mundwinkel finden von alleine den Weg nach oben, als ich noch einmal an Phils Lippen denke. Ich habe mir den ersten Kuss immer so vorgestellt, mit einem Jungen, der mir viel bedeutet. Eine Prise Romantik und Phil sind das perfekte Match. Es war einfach wow. Mit dem Gedanken an ihn schlummere ich ein.

Als ich am nächsten Morgen hinunterkomme, kann ich meinen Augen kaum trauen. Phil steht an der Küchenzeile mit meinen Kopfhörern in den Ohren und macht gerade Frühstück. Anscheinend brät er Eier und bemerkt mich nicht, also nehme ich mir kurz die Zeit und bleibe im Türrahmen stehen. Er sieht entspannt aus, summt im Takt mit und ich rätsele, welcher Song ihm gerade den Morgen versüßt. Er sieht wahnsinnig gut aus, wie er da an der Pfanne steht und die Eier beobachtet. Außerdem hat er irgendwo Aufbackbrötchen hergezaubert, denn ich sehe, dass der Backofen an ist. Es ist eine so tolle Geste von ihm. Wenn ich nicht schon in ihn verliebt wäre, würde ich ihm spätestens jetzt verfallen.

Als ich ihn genug angeschmachtet habe, mache ich mich bemerkbar, indem ich auf ihn zugehe. Er erschrickt, fährt zusammen und sieht mich atemlos an.

»Seit wann stehst du da?«, fragt er sichtlich peinlich berührt und ich muss mir ein Grinsen verkneifen, als zur Abwechslung seine Wangen rot werden und nicht meine.

»Ach, so ein oder zwei Minuten«, gebe ich locker zurück und er fixiert mich mit seinen Augen. Mir wird warm und ich trete näher an ihn heran.

»Danke, dass du Frühstück machst«, meine ich lächelnd und lege meine Hand auf seinen nackten Arm. Er ist warm, meine Finger kalt und es fühlt sich an, als wäre Phil der Grund dafür, dass in mir alles kribbelig wird.

»Gern, Prinzessin. Ich hoffe, es war okay, dass ich den Speck aus dem Kühlschrank genommen habe«, erwidert er verlegen und ich nicke.

»Klar, kein Ding. Ich decke den Tisch«, sage ich und mache mich daran, Teller auf die Küchentheke zu legen. Ich liebe es, dass meine Eltern an die Kücheninsel einen Platz zum Frühstücken gebaut haben. Es ist total angenehm, weil man sich dann während des Kochens unterhalten kann. Mein Handy vibriert.

»Sind jetzt auf dem Heimweg – sollten zum Abendessen zu Hause sein.«

Meine Eltern. Aber bis heute Abend haben wir noch genug Zeit. Als ich jedoch auf das Datum gucke, durchfährt es mich wie ein Blitz. Wie konnte ich das nur vergessen?

»Ich muss nachher unbedingt in die Stadt. Heute antwortet Phoenix«, platzt es aus mir heraus. Augenblicklich werden meine Hände schwitzig und ich würde am liebsten direkt los.

»Stimmt, heute ist dein Brief 'ne Woche her, gell?«, meint Phil und ich nicke, während ich Messer und Gabel aus der Schublade hole.

»Ja, genau. Dieses Mal treffen wir uns am Goldenen Spatz. Also nicht persönlich … du weißt schon«, druckse ich herum und Phil nickt.

»Ja, ich weiß.«

Er hat eine beruhigende Art an sich, die perfekt zu mir passt. Gemeinsam sind wir einfach wow. Als wir am Frühstückstisch sitzen, fühlt es sich sehr intim an, mit ihm gemeinsam zu essen, nachdem er hier geschlafen hat.

»Ich würde nachher mit dir in die Stadt fahren, muss heute Nachmittag aber noch Hausaufgaben machen«, sage ich und Phil antwortet: »Ich muss auch lernen. Dieses Jahr stehen die Prüfungen an.«

Ich sehe ihn an und grinse. »Wir machen gemeinsam unseren Abschluss – also sozusagen.«

»Ja, wenn ich es schaffe, dann stimmt das …«

Auf einmal wirkt er verlegen, in sich gekehrt und ich lege meinen Kopf auf seine Schulter.

»Du wirst es packen. Du bist klug, schlau und sexy.«

Das letzte Wort rutscht mir raus und sofort merke ich, dass das absolut dumm war. Phil fängt an zu prusten und dann lacht er richtig los.

»Vor allem der letzten Punkt wird mir auf jeden Fall helfen. Danke, Prinzessin.«

Ich sage nichts, es ist mir zu peinlich, also spreche ich nicht weiter, sondern esse mein Rührei auf. Es ist perfekt cremig und ich habe selten so gutes Frühstück genossen. Leider wird das einer der wenigen Augenblicke bleiben, in denen wir hier gemeinsam sitzen und die Welt sich gut anfühlt. Der Zeitpunkt, an dem sie wieder in Flammen aufgeht und ich nicht schnell genug sein werde, um wegzurennen, wird früh genug kommen. Das ist immer so und die Brandnarben werden mir immer bleiben.

Ich zögere den Moment, bis wir in die Bahn steigen, so lange wie möglich heraus. Zuvor liegen wir den ganzen Tag gemeinsam auf dem Sofa. Es fühlt sich an, als würde die Zeit wie in einer Sanduhr vergehen. Der Sand rieselt kontinuierlich weiter, auch wenn wir uns mehr Minuten zusammen wünschen. Ich berechne sogar, welche Bahn ich spätestens nehmen muss, um rechtzeitig wieder zu Hause zu sein und meine Eltern zu begrüßen. Die drückende Stille macht sich in meiner Brust breit und es fühlt sich an, als würde eine große Raubkatze auf meinem Herzen liegen.

»Alles okay? Du bist so ruhig«, meint Phil, als wir kurz vor dem Anger sind, wo er aussteigen wird. Ich werde noch weiterfahre bis zum Forum Eins, wo der Goldene Spatz steht, das Symbol des größten deutschsprachigen Festivals für Kindermedien.

»Ja. Ich fand das Wochenende nur sehr schön und bin traurig, dass es vorbei ist«, murmele ich und kann nur hoffen, dass er sich nicht unter Druck gesetzt fühlt. Ich habe keine Ahnung, ob sich wegen des Kusses gestern jetzt etwas zwischen uns geändert hat. Schließlich hat Phil mich heute noch nicht geküsst und ich habe nicht den Mut, um selbst den ersten Schritt zu machen. Warum ist das überhaupt noch mal notwendig, den haben wir ja gestern schon gemacht. Wieso müssen wir jetzt noch mal den Mut dazu aufbringen? Hm, na ja, auf jeden Fall traue ich mich nicht, auf ihn zuzugehen und ihm einfach zu zeigen, was ich empfinde. Nein, auf keinen Fall.

»Ich auch, aber es ist doch nicht das letzte Mal«, haucht er und küsst meine Stirn.

Es fühlt sich aber so an, denke ich und das Gefühl bleibt auch, als Phil aussteigt und mich nur umarmt. Vielleicht ist es ihm peinlich, mich hier zu küssen, oder aber mein Gedankenkarussell dreht sich und verwirrt mich dadurch immer mehr.

Ich sehe Phil durch das Zugfenster nach, als die Bahn wegfährt, und denke: *Bitte dreh dich um, damit ich weiß, dass alles okay ist.*

Er tut es nicht und der Stich in meinem Herzen erinnert an einen ganz schlimmen Schmerz. Ich bin verletzt, obwohl es keinen Grund dafür gibt. Oder doch?

Als ich am Forum aussteige und auf den Goldenen Spatz zulaufe, muss ich kurz suchen, ehe ich das Buch leicht versteckt entdecke. Es ist riskant, einem Fremden zu schreiben. Trotzdem hatte ich irgendwie Angst, dass Phoenix mir nicht mehr antwortet, weil ich zu ehrlich war. Ehrlichkeit ist eine sehr schmale Brücke zwischen Verletzlichkeit und Aufdringen. Ich möchte niemanden nerven. Dennoch kann ich es kaum erwarten zu sehen, was er geschrieben hat. Der Goldene Spatz mit seiner schwarzen Cap fliegt auf mich zu, zumindest sieht die Figur so aus. Hier war ich noch nicht so oft, obwohl sie in der Nähe der Stadtmitte steht. Ich streiche kurz über den kalten Vogel und frage mich, ob Phoenix das auch getan hat. Als ich die Augen schließe, bilde ich mir ein, jemanden vor meinem inneren Auge zu sehen, als würde er oder sie neben mir stehen und dasselbe fühlen. Ich glaube, ich drehe durch, also mache ich mich auf den Heimweg. Dabei habe ich Bauchschmerzen, die gleichzeitig aus nervösem Kribbeln und Krämpfen bestehen. Ich habe Angst, Phil verloren zu haben. Obwohl ich nicht einmal weiß, wieso.

Ich lese Phoenix' Worte mit Absicht nicht in der Bahn, weil ich fürchte, dass ich in Tränen ausbreche. Stattdessen nehme ich meinen Mut zusammen und schreibe Phil eine kurze Nachricht.

»Danke für das Wochenende.«

Die Antwort kommt etwa zwei Bahnstationen später.

»Du musst dich nicht immer bedanken. Alles in Ordnung. Sorry, Prinzessin, ich war auf dem Heimweg heute ein bisschen im Stress und deshalb auf der Bahnfahrt so ruhig.«

»Stress? Warum?«

»Ich hatte vergessen, dass ich diese Woche einen Aufsatz abgeben muss. Den hatte ich noch nicht fertig.«

Es fühlt sich an, als würde ein riesengroßer Felsbrocken von meinem Herz abfallen, und ich bin glücklich, dass es anscheinend nicht an mir liegt.

»Sehen wir uns die Tage?«

»Aber natürlich. Was sollte ich denn ohne dich tun, Prinzessin?«

Das rote Herz-Emoji blinkt mich an und ich freue mich, dass Phil mich auch mag. Vielleicht nicht so doll wie ich ihn, aber zumindest ein bisschen. Das Herzklopfen verschwindet nicht, als ich nach Hause komme und das Auto meiner Eltern in der Einfahrt stehen sehe. Es wird nur schlimmer, weil ich ahne, dass es Ärger geben könnte, weil ich nicht zu Hause war.

Als ich reinkomme, höre ich am »Isabell« meines Vaters, dass er wütend ist. Seine Stimme bebt und ich schlucke. Ich muss mir eine Ausrede einfallen lassen. Ich werde es einfach auf einen Besuch bei Bettina schieben und ihr nachher schreiben, dass sie mich decken soll. Ich gehe ins Wohnzimmer und setze mein unschuldigstes Engelslächeln auf, man könnte fast meinen, ich hätte einen Heiligenschein über dem Kopf.

Das Lächeln verschwindet aus meinem Gesicht, als ich sehe, was mein Vater in der Hand hält. Phils Hose. Wir haben vergessen, den Trockner auszuräumen, und mir wird einiges klar.

»Willst du mir was erklären, junge Dame?«

Nun ist die Stimme meines Vaters ganz ruhig, was mir im Übrigen mehr Angst macht, als wenn er schreien würde. Ich schlucke und in meinem Kopf rattert es. Was soll ich tun? Welche Lüge soll ich ihm auftischen? Leon ist zu klein, als dass ihm Phils Hose passen würde. Ich weiß nicht, was ich sagen soll.

»Sprich mit mir«, fordert mein Vater.

»Wage es nicht, uns anzulügen«, mischt sich meine Mutter ein. Obwohl sie sonst die Ruhe selbst bleibt, hat sie nun ganz rote Wangen. Ich schlucke noch einmal und beginne dann, mich zu rechtfertigen. Die Wahrheit ist keine Option.

»Wir waren auf dem Oktoberfest. Ich habe mich auf Markus' Hose übergeben und er hat sich dann hier umgezogen. Ich habe ihm Klamotten von dir gegeben, Papa.«

Zumindest zum Teil sage ich die Wahrheit. Markus wird mich decken, wenn ich ihm nachher schreibe.

»Seit wann trägt Markus denn so riesige Klamotten? Ist er gewachsen?«, schreit mein Vater und ich zucke zusammen. »Oversize ist in«, murmele ich und bin froh, das Lügen perfektioniert zu haben.

»Wir werden das überprüfen, wir haben keine Wahl.« Meine Mutter sieht mich streng an und ich lache höhnisch auf. »Vertraut ihr eurer einzigen Tochter so wenig, dass ihr echt anfangt mich zu kontrollieren? Das ist sehr verletzend.«

Ich treibe mein Glück auf die Spitze, das weiß ich, aber das ahnen meine Eltern ja nicht.

»Du bist nicht mehr viel zu Hause. Es ist dein Abschlussjahr, du sollst dich auf die Schule konzentrieren.«

»Ich treffe mich mit meinen Freunden, wollt ihr mir das verbieten? Ich habe später genug Zeit, um meine wertvolle Lebenszeit zu verschwenden, aber jetzt tue ich es nicht«, fauche ich. Meine Worte mögen wirr klingen, doch ist es nicht immer so? Wenn ich Erwachsene reden höre, beschweren sie sich ständig darüber, wie wenig Zeit sie haben, um etwas zu unternehmen. Manchen fehlt das Geld, anderen die Möglichkeit, etwas aus ihrem Leben zu machen. Meine Zeit zu verschwenden wird also früher oder später auf mich zukommen, doch jetzt bin ich dafür noch nicht bereit.

»Wir wollen doch nur, dass du gut abschließt.« War klar, dass mein Vater jetzt seinen Senf dazugeben muss.

Mir reißt die Hutschnur und alles bricht aus mir heraus wie bei einem Vulkanausbruch.

»Ein guter Abschluss steht für euch echt an erster Stelle! Habt ihr schon mal was von Mental Health gehört? Von einem Ausgleich zur Schule? Das Leben dreht sich nicht nur um Noten und einen guten Abschluss!«, schreie ich. Und dann begehe ich den wohl unfairsten Fehler meines Lebens, aber es fühlt sich so gut an, ihnen die Meinung zu sagen. »Hättet ihr euch mehr um mich gekümmert, wäre das alles nie passiert! Dann würdet ihr mir vertrauen und ich euch. Dann wäre Saskia nie ein Teil meines Lebens geworden!« Meine Stimme überschlägt sich und die Tränen kullern meine Wange hinab.

»Wer ist Saskia?«, fragt meine Mutter, in deren Augen ebenfalls Tränen glitzern.

»Niemand«, murmele ich und renne in mein Zimmer. Noch nie habe ich mich so einsam gefühlt wie in diesem Augenblick und es gibt nur zwei Möglichkeiten: Phil anrufen, aber der schreibt gerade seinen Aufsatz, oder Phoenix zuhören. Ich entscheide mich für Letzteres, auch wenn die Tränen die Buchstaben verschwimmen lassen. Hauptsache, ich lenke mich ab und vergesse, dass die ganze Welt gegen mich ist. Einsamkeit umschließt mein Herz und alles in mir tut weh.

18 – Nach Hause kommen

»Isa. Deine Worte haben mich auf eine Art berührt, von der ich nicht wusste, dass sie existiert. Ich weiß gar nicht, wo ich anfangen soll. Doch sag mal: eine ganze Woche, bis ich das Buch wieder verstecken kann? Das ist ja fast nicht auszuhalten. Ich schreibe dir diese Zeilen sofort, nachdem ich dein Tagebuch wiederbekommen habe, weil ich es nicht schaffe, nicht gleich von dir zu lesen, und die Gedanken in meinem Kopf danach so wild sind, dass ich sie niederschreiben MUSS. Lass uns in Zukunft also gern Drei-Tages-Abstände machen oder keine Ahnung – ich klinge wie ein Verrückter. Entschuldige, bei mir ist gerade auch ziemlich viel los.

Danke, dass du mir so viel anvertraust. Ich wünschte, ich könnte dir sagen, wer ich bin, aber das würde unsere kleine Blase zerplatzen lassen. Dafür bin ich nicht bereit, denn schon jetzt bedeuten mir unsere Briefe die Welt, verstehst du? Also bitte entschuldige meine Geheimniskrämerei, aber es ist besser für uns.

Ich fange am besten bei deinen Lügen an: Heavy Metal, Isa? Du denkst doch nicht, dass ich mir dich vorstellen kann, wie du shoutend durch dein Zimmer läufst? Du hast recht, es war eine grauenhafte Lüge und umso trauriger sind irgendwie die Wahrheiten, oder? Aber glaube mir, das kann ich auch. Vielleicht ist es leichter für uns, das Ganze in ein Spiel zu verpacken, als einfach so mit den realen Tatsachen zu jonglieren. Also hier meine drei Wahrheiten und eine Lüge:

1. Als ich klein war, bin ich davon ausgegangen, dass die Strecke, die man bis zum Mond fliegen muss, gar nicht so lang ist. Ich saß in meinem Pappraumschiff und habe mir gewünscht, dass ich bald los kann.

2. Ich habe schon einmal versucht zu gehen, also so für immer, weißt du? Die Welt wäre ohne mich einfach schöner, zumindest bin ich an manchen Tagen davon überzeugt.

3. Ich war mit meiner Oma auf einem Schlagerfestival, bevor sie nicht mehr da war. Es war schrecklich komisch, wirklich.
4. Bruno ist zu mir gekommen, weil es ein schreckliches, furchteinflößendes Ereignis in der Schule gab. Ich hatte an diesem Tag ein ganz beschissenes Bauchgefühl und bin trotzdem zum Unterricht gegangen, weil wir ein Examen geschrieben haben. Es war der größte Fehler meines Lebens, Isa.
Ich hoffe, ich bin genauso schlecht im Lügen wie du. Kennst du das, wenn dein Magen sich schmerzhaft zusammenzieht? Dann ist es, als ob man einen Knoten im Bauch hat, oder? Genauso geht es mir jeden Morgen, wenn ich in die Schule gehe. Dabei ist das bescheuert. Die Wahrscheinlichkeit liegt nicht sehr hoch, dass so etwas noch einmal passiert. Andererseits, wie wahrscheinlich ist es schon, in einen Amoklauf verwickelt zu werden und eine Knarre an der Stirn zu spüren?
Du merkst, ich habe es ziemlich drauf, im Unglück zu versinken. Als wäre ich in Treibsand gefangen und je mehr ich versuche zu entkommen, desto stärker zieht er mich nach unten. Die Panik lässt mich in diesen Augenblicken auch nicht innehalten und ruhig bleiben, dabei würde genau das helfen.
Nachts, wenn ich die Augen schließe, spüre ich das kühle Metall der Waffe noch auf meiner Haut, dann blicke ich in die Augen meines Gegenübers und sehe darin die blanke Angst. Ich habe mir wirklich eingebildet, Angst im Blick von der Person zu erkennen, die über 100 Menschen abgemetzelt hat.
Außerdem habe ich meine beste Freundin im Arm gehalten und darauf gewartet, dass sie einfach wieder die Augen aufmacht. Obwohl ich meine Hände fast in ihren Bauch hätte stecken können. Verdammt, Isa, wahrscheinlich antwortest du mir jetzt nicht mehr, weil meine Vergangenheit so unfassbar grausig ist.
Meine Realität ist schmerzhaft, ekelhaft und angsteinflößend und genau das ist der Grund, warum ich dich schützen muss und dir nicht verraten kann, wer ich bin. Mir geht der Arsch auf Grundeis,

wenn ich daran denke, jetzt das Tagebuch am Spatz abzulegen. Weil ich Angst habe, dich zu verlieren, noch bevor ich dich besser kennenlernen konnte. Dabei bist du gerade mein Seil, an dem ich mich festklammere, um vielleicht für einen Moment dem Treibsand entfliehen zu können.
Aber das waren jetzt genügend Informationen. Außerdem merke ich, wie ich langsam schwitzige Hände bekomme und den Stift nicht mehr halten kann. Und wenn ich ehrlich bin, mit Tränen in den Augen irgendwelche Buchstaben zu erkennen, ist echt nicht so einfach.
Um der dunklen Welt um uns herum entfliehen zu können, habe ich heute etwas für dich. Es ist in der Tasche beim Tagebuch und ich hoffe, du freust dich darüber. Immer wenn deine Eltern dich nerven, nimm ihn in die Hand. Vielleicht kannst du dann meine Umarmung spüren?
Danke, Isa. Ich weiß nicht, ob dir bewusst ist, dass du mein Tageslicht in der Dunkelheit bist. Du bist das Licht am Ende des Tunnels und ich kann dir nicht sagen, wie viel mir unser Geheimnis hier bedeutet.
Am Mittwoch warte ich auf dein Buch. Der Schlafsand in meinen Augen macht mich schon ganz müde und ich muss ganz doll gähnen. Ich glaube, dieser Kerl mit Mütze ist daran schuld.
Danke fürs Zuhören, Isa.
Phoenix«

MEINE FINGER ZITTERN, als ich etwas Kleines in der Tasche entdecke, in die ich das Büchlein letztens gehüllt habe, um es vor dem Wetter zu schützen. Als ich es herausziehe, wird mein Schluchzen stärker. Es ist ein kleiner Fawkes, der Phoenix aus *Harry Potter*, an einem Schlüsselanhänger. Meine bebenden Hände umfassen ihn und als ich die Augen zumache, fühle ich mich, als würde ich in Phoenix' Armen liegen. Es ist fast so, als würde die Welt für einen Moment nicht mehr beben, sondern hätte sich schlafen gelegt.

19 – Ein schlechter Tag nach einem guten Tag

Als ich am nächsten Morgen aufwache, spüre ich schon, dass es kein guter Tag ist. Saskia ist präsenter als jemals zuvor und drückt mich ins Bett zurück, obwohl ich mich eigentlich aufraffen müsste. Meine Beine sind schwer, mein Kopf pocht und ich weiß, dass es nur eine Möglichkeit gibt, den Tag zu überstehen: Ich muss zulassen, dass Saskia mich umarmt, und morgen wird es wieder besser.

Ich schreibe meinem Vater per WhatsApp, dass ich es mir nicht gutgeht, und bitte ihn, mich krankzumelden. Seit gestern herrscht Funkstille zwischen mir und meinen Eltern und ich hätte mir nichts sehnlicher gewünscht, als dass sie sich nach mir erkundigen, während wir am Abendbrottisch sitzen. Aber es kam kein Ton. Es wundert mich also auch nicht, dass mein Vater einfach nur ein »Gute Besserung, ich gebe der Schule Bescheid« zurückschickt, anstatt wenigstens kurz anzurufen, um sich nach mir zu erkundigen. Außerdem schiebt er noch ein »Wage es ja nicht, zu schwänzen, Isa. Stell unser Vertrauen nicht auf die Probe« hinterher und ich muss auflachen. Das nennt er Vertrauen?

Normalerweise sage ich meinen Freunden Bescheid, dass ich nicht zur Schule komme, doch selbst dafür fehlt mir die Kraft. Also schließe ich einfach noch einmal die Augen und lasse mich in den Schlaf zerren.

Als ich das nächste Mal auf die Uhr sehe, ist es schon elf und noch immer schaffe ich es nicht, das Bett zu verlassen. Saskia hat heute sogar ihre Freunde die Panikattacken und die Angststörung gerufen und alle liegen auf mir drauf und machen es unmöglich, auch nur aufzustehen. Der gesamte toxische Freundeskreis sorgt dafür, dass ich ans Bett gefesselt bin. An einem schlechten Tag merke ich schnell, dass es schlimm wird, weil ich dann auch so lange wie möglich liegen bleiben muss, bevor ich auf die Toilette gehen kann. Erst als es meine Blase gegen 13 Uhr fast zerreißt, stehe ich auf, um ins Bad zu gehen. Ich schaffe es nicht einmal in den Spiegel zu sehen, also krieche ich nach der Toilette nur wieder ins Bett und lasse mein Elend über mich ergehen.

Um 15 Uhr höre ich unten die Tür aufgehen und weiß, dass meine Mutter gleich nach mir sehen wird. Ich habe mein Handy heute nicht mehr in der Hand gehabt, weil mir die Kraft fehlt, zu kommunizieren. Ich würde es nicht schaffen, jetzt jemandem zu schreiben, weil die Worte zu viel wären. Deshalb drehe ich mich mit dem Gesicht zur Wand und schließe die Augen, als Mama die Tür zu meinem Zimmer öffnet.

»Isabell? Schatz?«, höre ich sie flüstern und kann nicht antworten. Schlafen stellen ist die einzige Lösung, doch als sie zu mir kommt und meinen Kopf streichelt, merke ich wie eine Träne meine Wange hinabrollt. Ich würde Saskia am liebsten anschreien: »Siehst du, sie lieben mich doch!«

Aber ich schaffe es nicht. Auch nicht, als Mama, ehe sie das Zimmer verlässt, flüstert: »Wir machen uns solche Sorgen um dich. Wir lieben dich, Isa.«

All das bringt mich dazu, die Beine an meine Körpermitte zu ziehen, die Arme um sie zu schlingen und meinen Tränen freien Lauf zu lassen. Ich weine so lange, bis ich mich ausgetrocknet fühle. Ich habe heute weder gegessen, noch getrunken und spüre, dass mein Körper danach verlangt. Blöd nur, wenn die Seele sich ihm in den Weg stellt. Man kann sich das Ganze bildlich in etwa so vorstellen: Die Seele ist ein Sumoringer und der Körper ein Lauch, also jemand sehr Schmächtiges. Eigentlich müsste es andersherum sein, doch in diesem Fall hat der Körper keine Chance. Weil das vielen Menschen so geht, gibt es derzeit auch auf den Social-Media-Seiten so viele #mentalhealth-

Beiträge. Ich sehne mich danach, mental wieder zu genesen. Wahrscheinlich wird es nie der Fall sein.

Ich weiß nicht, um wie viel Uhr meine Mutter erneut nach mir sieht, aber wieder stelle ich mich schlafend. Nur dass sie mich dieses Mal an den Schultern rüttelt und ich wohl reden muss.

»Du schläfst schon den ganzen Tag. Was ist los? Hast du Fieber?«

Nein, Mama. Meine Dämonen feiern in mir eine Party und ich bin eingeladen, und zwar als Hauptmahlzeit. Sie sind dabei, mich am lebendigen Leib zu verspeisen.

»Mir geht's schon besser«, murmele ich und sie sieht mich an. Ich genieße es ein bisschen, Besorgnis in ihren Augen zu erkennen. Heute brauche ich jede Aufmerksamkeit, die ich bekommen kann, um Saskia irgendwie zu zeigen, dass ich etwas wert bin.

»Ich mache mir Sorgen um dich«, haucht meine Mutter und eine Träne verlässt ihr Auge, als sie mich an sich zieht. Die Umarmung gibt mir mehr Kraft, als ich heute den gesamten Tag über hatte. Ich schmiege mich in ihre Arme und genieße es, wie sie über meine Schultern streicht, wie sie leise das Kinderlied summt, das wir damals immer gemeinsam gehört haben. Sie küsst dabei immer wieder meine Stirn, genau wie früher.

Meine Mutter ahnt nicht, dass sie mir in diesem Moment den Tag rettet und noch so viel mehr. Sie weiß nicht, dass sie mit einer einzelnen Umarmung die Teile meines Herzens wieder geklebt hat, die heute auseinandergebrochen waren. Sie ist meine Superheldin und weiß nicht einmal, dass ihre größte Kraft darin liegt, mich zu heilen, obwohl ich gedacht habe, nichts könnte den Tag besser machen.

Es ist nicht so, dass ich an diesem Abend direkt wieder gesund bin, nur weil meine Mutter mir ihre Zeit geschenkt hat. Aber irgendwie schafft sie es, mich auf das Sofa zu bugsieren, und als sie mir eine Hühnersuppe serviert, schaffe ich es sogar, eine ganze Schale zu essen, auch wenn ich nicht viel von den Aromen schmecke.

»Dein Vater hat sich diese Woche ein wenig Homeoffice genommen. Damit wir abends gemeinsam essen können.«

Ich frage mich, ob es daran liegt, dass er mich weiter kontrollieren will. Ich scheine wohl grimmig zu schauen, denn Mama beschwichtigt mich: »Wir machen uns beide Sorgen. Wir wollen dich nicht kontrollieren, sondern wieder lernen dir zu vertrauen.«

Dieser Satz führt dazu, dass ich den Löffel in die Suppe fallen lasse. Lernen mir zu vertrauen. Das heißt, sie tun es nicht mehr. Der Nebel um mich herum wird stärker, ich schaffe es noch, mich zu entschuldigen, bevor ich mich im Bad übergebe und die heilende Hühnersuppe ihren Weg nach draußen findet.

Als ich abends einschlafen will, gehen mir so viele Gedanken durch den Kopf, dass ich nicht zur Ruhe komme. Mit meiner Mutter habe ich besprochen, dass ich, wenn es mir morgen nicht besser geht, noch einen Tag zu Hause bleiben kann. Aktuell kann ich es noch nicht einschätzen, weil ich auf dem Holzpferd inmitten des Gedankenkarussells sitze und es sich so schnell dreht, dass mir schlecht wird.

Meine Eltern vertrauen mir nicht mehr, dabei wissen sie doch gar nicht, warum ich nicht rede. Sie fragen aber auch nicht nach. Wie würde ich reagieren, wenn sie sich wirklich ernsthaft erkundigen würden? Wäre ich dann in der Lage, von Saskia zu berichten? Schließlich habe ich ihnen den Brotkrumen doch schon hingeworfen und warte nur darauf, dass sie zubeißen. Ich habe Saskia ja sogar erwähnt und es hat sich irgendwie gut angefühlt, nicht nur Phoenix von ihr zu erzählen. Vielleicht könnten mir meine Eltern helfen, einen Therapieplatz zu finden, bei dem ich nicht wegmuss.

Jetzt spinnst du völlig. Meinst du, nach dem heutigen Tag würden sie dich wirklich noch auf freiem Fuße lassen?

Ich lasse Saskias Worte nicht so nah an mich heran, wie ich es sonst tue, sondern ignoriere sie. Ich nehme meine Kraft zusammen und mein Handy in die Hand. Mehrere Nachrichten von meinen Klassenkameraden, die sich nach mir erkundigen, und unzählige verpasste Anrufe von Phil. Wenn sich meine Mundwinkel nicht wie eingefroren anfühlen würden, müsste ich jetzt bestimmt lächeln. Bin ich heute wirklich bereit ihn anzurufen? Nein.

Also schreibe ich ihm nur kurz.

»Sorry, Phil. Ich bin krank, habe mir gestern wohl den Magen verdorben oder so. Melde mich morgen bei dir.«

Ein Kuss-Smiley hinten dran, und dann lege ich das Handy wieder weg.

Wenn meine Gedanken mich nicht in Ruhe lassen, werde ich sie aufschreiben müssen.

»Phoenix. Deine Worte tun mir noch immer weh, weil sie so real sind. Ich wünschte, ich könnte dir deinen Schmerz abnehmen. Ich würde es sofort tun, deinen Knoten in meinen Bauch pflanzen und dir alle schlechten Gedanken nehmen, nur damit es dir gut geht. Leider ist das nicht möglich und ich bräuchte heute selbst jemanden, bei dem ich einfach ich sein kann. Fawkes steht neben mir, während ich die Zeilen an dich schreibe. Danke, dass du ihn mir geschenkt hast, auch wenn ich ihn sofort eintauschen würde, nur um einmal deine Umarmung zu spüren. Ich würde sogar die Augen zumachen, um deine Identität zu wahren. Ich würde alles dafür tun, nur um dir einmal Danke sagen zu können, für deine Worte, deine Zeit. Ich würde mich vielleicht sogar dafür bedanken, dass du mein Tagebuch für deinen Seelentanz verwendet hast. Aber verdammt noch mal, Phoenix, dein Schmerz ist so real. Ich kann ihn spüren, verstehst du? Es tut weh, dass ich ihn dir nicht abnehmen kann. Aber vielleicht wird er weniger, wenn wir ihn teilen. Oder? Bitte, lass ihn weniger werden. Entschuldige die Krakelei, aber ich habe es heute nicht wirklich geschafft, das Bett zu verlassen. Saskia war eine Bitch, also eine richtig fiese. Ich weiß nicht, wie ich das sagen soll, aber an Tagen, an denen es ganz schlimm ist, ist selbst ins Bad gehen zu viel. Du ignorierst die Grenzen deines Körpers, weil deine Seele sich so allgegenwärtig vor dir aufbaut wie eine Mauer. Es ist keine Mauer, die du durchbrechen kannst, denn je mehr du auf sie einhämmerst, desto größer wird sie. Ich verstehe dich mit dem Treibsand, denn genauso fühle ich mich auch oft. Meinst du, gemeinsam würde es uns besser gehen und wir würden uns daraus befreien können? Weil wir uns dabei in die Augen sehen könnten und wüssten: Es gibt noch andere, denen es schlecht geht?

Ich hasse es, dass es dir nicht gut geht und ich dir nicht helfen kann. Ich hasse es auch, dass es mir schlecht geht und es niemand bemerkt. Ich bin gut darin geworden, allen Menschen etwas vorzuspielen, aber es verletzt mich immer mehr, dass meine Eltern nicht nachfragen. Vorgestern Abend habe ich Saskia ins Gespräch eingeworfen, weil ich gehofft habe, sie ergreifen diesen Strohhalm, weißt du?

Ich glaube wirklich, dass ich Hilfe brauche. Die Attacken kommen öfter, die Panik wird stärker und wenn ich das nächste Jahr durchhalten möchte, weiß ich nicht, wie lange ich das noch alleine schaffe.

Was würde ich dafür tun, dich jetzt anrufen zu können, Phoenix. Ich würde nicht einmal von dir verlangen, dass du mit mir redest. Ich würde einfach nur deinem Atem lauschen und wissen, dass du an meiner Seite bist und dass es dir genauso beschissen geht.

Das mit dem Amoklauf ist krass. Ich weiß, dass wir uns alle immer bei den Übungen in der Schule darüber lustig machen, aber ich schwöre dir: Das werde ich nie wieder tun. Ich kann mir nicht einmal vorstellen, wie sehr du leidest. Bruno ist also nach diesem Vorfall zu dir gekommen und hat dich nicht mehr losgelassen? Verdammt, ich weiß nicht, was ich sagen soll. Manchmal denke ich, dass es mir am schlechtesten geht, und jetzt lese ich von dir

und Bruno und mein Elend fühlt sich ein bisschen kleiner an. Ist es wirklich ein Wettbewerb, in dem wir uns gegenseitig batteln, wessen Situation schlimmer ist? Nein. Aber trotzdem merke ich, wie ich mich mit dir vergleiche. Auch wenn das absoluter Schwachsinn ist. Meine Probleme sind nicht kleiner als deine, nur weil sie vielleicht nicht mit einer Waffe zu tun haben. Mein Schmerz kann genauso brennen und mich niederreißen, deshalb vergiss das mit dem Vergleichen.
Verdammt, Phoenix, mein Herz quillt gerade über vor lauter Mitgefühl und ich weiß genau, dass du es hassen wirst. Kanntest du den Täter? Solche Fragen tun weh, aber vielleicht hilft es dir, mir davon zu erzählen. Zumindest ist es bei mir so, wenn ich dir alles über Saskia anvertraue. Ich kann dir nicht versprechen, dass die Schmerzen dadurch gelindert werden. Ich kann nicht einmal sagen, dass ich dir irgendwie helfen kann. Ich kann dir nur versprechen, für dich da zu sein, wenn du jemanden brauchst. Ich kann dir nur sagen, dass deine Geheimnisse bei mir sicher sind und wir gemeinsam einen Weg finden, okay?
Du bist nicht allein, Phoenix. Wir sind nicht alleine und für einen kurzen Augenblick muss das genug sein.
Bruno und Saskia sind allein, aber wir sind es nicht. Bitte kämpfe für mich weiter und denke nicht mehr daran, zu gehen. Was soll ich denn ohne deine Briefe tun?
Am Freitag tanzen wir mit einem blauen Kaninchen zu einem albernen Song, okay? Pass auf dich auf und wenn es nicht mehr geht, schreib mir eine WhatsApp an die unten stehende Nummer und ich schwöre dir, ich rette dich, irgendwie. Immerhin tust du das mit jedem einzelnen Wort.

Deine Isa.
PS: Du warst nicht mit deiner Oma auf einer Schlagerveranstaltung, oder? Das kannst du mir nicht erzählen. Oder aber: Oh Gott, du bist selbst ein Senior und ich vertraue gerade einem alten

Mann meine tiefsten Gedanken an. Sag, dass das nicht wahr ist, Phoenix!«

20 – Überraschungen sollten angekündigt werden

Am nächsten Tag hat sich der Nebel ein wenig gelichtet und ich schaffe es zumindest, wieder in die Schule zu gehen. Layla ist so lieb und gibt mir die ganzen Unterlagen von gestern. Ab nächster Woche stehen auch die ersten Klausuren an. Nervosität vermischt sich mit Prüfungsangst, eine hochtoxische, explosive Mischung, die mir nicht gefällt. Nach der Schule habe ich vor, Phil in der Halle zu überraschen, nachdem ich beim Sandmann war und das Buch versteckt habe. Ich habe Angst, dass es mir die nächsten Tage noch einmal so schlecht geht und ich es dann nicht schaffe, es abzulegen. Da ich es immer leicht versteckt hinlege, sollte nichts passieren, außerdem habe ich den Wetterbericht gecheckt und es soll trocken bleiben.

»Geht es dir besser?«, fragt mich Bettina nach der letzten Unterrichtsstunde und ich nicke.

»Ja, gestern war einfach der Wurm drin.« Ich lächle sie schief an und sie blickt mir in die Augen.

»Du weißt, dass ich immer für dich da bin, oder?«, flüstert sie, sodass es niemand anders hört, und ich nicke tapfer. »Ja, natürlich. Dito.« Sie nickt ebenfalls und legt mir beide Hände auf die Schultern.

»Wie war es denn, als Phil am Samstag noch geblieben ist? Habt ihr –?«

Ich unterbreche sie, bevor sie weitersprechen kann: »Er hat auf dem Sofa geschlafen. Meine Eltern haben am Sonntag seine Klamotten gefunden, aber Markus deckt mich.«

Ich zucke mit den Schultern, irgendwie fühlt sich das neue, rebellische Ich ganz gut an. Manchmal ein wenig belastend, aber alles in allem bin ich mit Phil freier als zuvor.

Bettina fängt an zu kichern. »Ne, echt?«

Ich nicke und muss selbst ein bisschen darüber lachen, das verstummt jedoch, als Leon sich einmischt. Ich habe gar nicht bemerkt, dass er nähergekommen ist.

»Du hast den Penner bei dir schlafen lassen?«

Er macht Würgegeräusche und meine Hände ballen sich zu Fäusten. Warum gibt es das Recht auf Notwehr nur für körperlichen Schaden und nicht für emotionalen? Wahrscheinlich, weil man sonst zu oft so reagieren würde. »Was dagegen?«, frage ich stattdessen, obwohl ich ihm gern meine Faust ins Gesicht rammen würde.

»Ja. Deine Eltern wussten sicher nichts davon und wahrscheinlich kann man sich jetzt gar nicht mehr auf euer Sofa setzen. Flöhe sind doch bestimmt ansteckend.«

Ich muss tief durchatmen, aber Bettina schaltet sich ein und macht ihn total zur Schnecke. Ich bewundere sie dafür, denn mir fehlen einfach nur die Worte.

»Du bist ekelhaft, Leon. Du urteilst über Menschen, ohne sie zu kennen. Werd einfach erwachsen«, schimpft sie.

Dann zieht sie mich weg und wir lassen Leon stehen, machen uns auf den Weg zur Bahnstation. Sobald wir um die Ecke gebogen sind, können wir ein herzhaftes Lachen nicht mehr unterdrücken.

»Du hast es ihm echt gegeben.«

Wir geben uns ein High Five und Bettina steigt in meiner Achtungsskala immer weiter auf.

»Er hat dadurch automatisch auch irgendwie Lila angegriffen, da ist mir einfach der Kragen geplatzt.«

Ich wackele mit den Augenbrauen.

»Apropos Lila …« Ich grinse sie an und genieße es fast ein bisschen, dass sie rot wird. Schließlich geht es mir auch so, sobald jemand Phils Namen in den Mund nimmt.

»Ich mag sie, ich glaube, ich mag sie wirklich. Dabei ist das total komisch, weil ich eigentlich dachte, ich mag nur Jungs.

Aber ich habe sie gesehen und auf einmal hat alles andere seine Farbe verloren, weil Lila so gestrahlt hat. Das klingt so bescheuert«, gesteht Bettina.

Ich schüttele sanft den Kopf. »Nein, das klingt, als wärst du verliebt«, sage ich und verstehe es. Sehr gut sogar. »Mir geht es mit Phil auch so.« Ich lächle und schließe kurz die Augen, weil ich dann das Gefühl habe, seine Lippen noch mal auf meinen zu spüren.

»Ich habe irgendwie Angst vor der Liebe«, murmelt Bettina, als wir gemeinsam den Schulhof verlassen.

»Warum? Sagt man nicht immer, dass es das schönste Gefühl ist, verliebt zu sein?«, frage ich.

Sie nickt. »Klar. Aber man macht sich verletzbar. Auf einmal ist eine andere Person dein Lebensmittelpunkt und du stellst ihre Bedürfnisse vor deine eigenen.« Sie stoppt kurz, um zu Atem zu kommen. »Plötzlich steht deine Welt still, nur weil du nicht in der Nähe deines Lieblingsmenschen sein kannst. Ich kenne Lila erst seit wenigen Tagen und meine Gedanken kreisen dauerhaft um sie. Ich kann an nichts anderes denken. Ich will sie wiedersehen, will sie im Arm halten.«

Ich nicke, genau das will ich auch. Jede Sekunde mit Phil verbringen. Jede Minute schmerzt, in der ich nicht bei ihm sein kann. Ich will Bettina nicht unterbrechen, also verschweige ich meine Gefühlsduselei.

»Ich glaube einfach nicht, dass alles nur rosarot bleiben wird. Klar, bei uns geht jetzt erst mal die Phase los, in der wir nicht genug voneinander bekommen können – also, wenn Lila mich überhaupt mag. Aber was ist, wenn die ersten Regenwolken kommen und der Regenschirm nicht ausreicht?«

Sie verliert sich völlig in ihren Worten und es ist Wahnsinn, wie toll sie sich ausdrückt. »Liebe bedeutet Schmerz. Deshalb sind alle großen Liebesgeschichten immer mit Dramatik verbunden. Das gehört zum Leben dazu, aber ich möchte einfach nur die Liebe haben ohne Drama. Ich meine, ich bin fast 18, ich kann jetzt noch nicht sagen, ob ich Lila bis zum Ende meines Lebens lieben werde. Aber gerade in diesem Moment will ich jede Sekunde meines Jetzt mit ihr verbringen. Was mache ich nur, wenn sie es nicht fühlt oder ich sie mit meinen Gedanken erdrücke?«

»Also ist die Liebe eigentlich eine zerbrechliche Schneekugel, die man nicht zu doll anfassen darf, damit sie nicht zersplittert?«, frage ich und Bettina nickt.

»Ich glaube, den Vergleich mag ich. Aber wenn man diese Schneekugel schüttelt, wird sie noch schöner, als sie es eh schon ist.«

Ich nicke, denn sie hat recht. Ich liebe Schneekugeln und kann es nicht erwarten, bis sich Erfurt wieder in eine Stadt verwandelt, in der man an jeder Ecke eine kaufen kann.

»Ich glaube, ein Fehler, den viele Menschen in der Liebe machen, ist, sich selbst zu vergessen.«

Ich denke darüber nach. Wann habe ich überhaupt das letzte Mal an mich gedacht? Ich kann mich nicht daran erinnern.

»Man muss sich erst selbst lieben, bevor man jemand anderen in sein Leben lassen kann.«

Ich nicke, auch wenn mir eine kalte Gänsehaut die Arme hinunter krabbelt. Liebe ich mich selbst? Ich weiß es nicht und kann gerade nicht darüber nachdenken. Aktuell weiß ich nur, ich will Phil sehen und nie wieder loslassen.

»Ich werde Lila wohl bald sagen, was ich empfinde, bevor ich weiterhin alles in mich reinfresse«, sagt Bettina und dann fährt ihre Bahn ein. »Danke fürs Zuhören, Isa.«

Ich nicke und umarme sie kurz zum Abschied. »Klar, kein Ding. Bis morgen.«

Als sie geht, fühle ich mich schwerer als vor dem Gespräch. Soll ich es wirklich schon Liebe nennen, wenn ich Phil sage, dass er mir wichtig ist?

Der Sandmann sitzt mitten in der Erfurter Altstadt in der Nähe der Krämerbrücke. Ich mag es, dass wir das Tagebuch immer bei den Kika-Figuren verstecken. Dadurch lerne ich die Stadt aus einem anderen Blickwinkel kennen und irgendwie erfreue ich mich immer an ihrem Anblick, wenn ich die Figuren sehe. Sandmännchen ist ganz schön ins Alter gekommen, fällt mir auf, als ich mich kurz neben ihm niederlasse. Die Farbe ist abgesplittert, die rote Mütze ist ausgebleicht durch die Sonne, aber dennoch erkennt man ihn als die Kultfigur. Ich würde lügen, wenn ich sage, dass ich immer nach dem Sandmännchen im Fernsehen ins Bett musste, aber trotzdem habe ich es geliebt, den Geschichten zu lauschen. Am liebsten mochte ich es, wenn er von Schnatterinchen, der Ente, erzählt hat. Die Welt rund um Pittiplatsch hat mich beeindruckt. Ich fand es einfach zuckersüß, wie der kleine Kobold mit dem großen Mundwerk immer Mist gebaut hat. Nicht unbedingt mit Absicht, meist hat er es nur gut gemeint, aber es ging oft schief. Die Folgen endeten häufig damit, dass das höfliche und hilfsbereite Schnatterinchen Pittiplatsch das Versprechen abgenommen hat, jetzt artig zu sein. Die Figur von Pittiplatsch steht auch in Erfurt und ich bin gespannt, ob wir das nächste Mal vielleicht bei ihr das Tagebuch verstecken. Das werde ich beim nächsten Brief vorschlagen. Ich bleibe noch kurz einen Augenblick sitzen und mache ein Selfie mit dem Sandmann, wenn ich schon einmal hier bin. Ich muss lächeln, als ich dran denke, wie ich mich als kleines Mädchen hinter dem Sofa versteckt habe, sobald er den Schlafsand gestreut hat. Nicht, dass ich dadurch müde geworden wäre. Das ist bei Sand aus dem Fernseher ja gar nicht möglich.

Manchmal vermisse ich meine Kindheit, vor allem wenn ich daran denke, dass sich mein Leben nach dem Abschluss grundlegend ändern wird. Irgendwie hat Phil mich dazu inspiriert, doch noch einmal über das Abitur nachzudenken. Vielleicht wäre es der richtige Weg, diesen Schulabschluss zu machen, weil er mir wirklich jede Tür öffnen würde. Da ich sowieso noch nicht entschieden habe, durch welche ich gehen will, wäre es doch sinnvoll, mir alle aufzuhalten. In meinem Magen beruhigt sich durch diese Überlegung die Angst vor der Zukunft für einen Moment und da merke ich: Es ist die richtige Entscheidung. Ich werde mein Abitur machen, wenn ich meinen Realschulabschluss bestehe. Danach kann ich mir in den drei weiteren Jahren überlegen, was ich machen möchte. Außerdem habe ich schon jetzt Französisch in der Schule und das wird mir bestimmt helfen.

Abitur? Das bedeutet noch mehr Prüfungen, die wir gut bestehen müssen. Und einfacher wird's sicher auch nicht. Das schaffen wir nicht!

Saskia schaltet sich ein und ich denke über ihre Worte nach. Sie könnte recht haben, aber bin ich bereit eine Ausbildung zu machen? Nein. Die Schulbank zu drücken ist allerdings auch nicht das, was ich weiter machen kann. Auch wenn es schön wäre, das Abitur in der Tasche zu haben. Ich kenne zwar die Routinen eines Schulalltags, jedoch führt der Leistungsdruck nur dazu, dass Saskia immer stärker wird. Das Einzige, wofür ich derzeit brenne, ist unsere Hilfsaktion. Vielleicht könnte ich zunächst ein Freiwilliges Soziales Jahr machen, in dem ich herausfinde, was das Richtige für mich ist. Eine Auszeit werden meine Eltern nicht zulassen, doch ein FSJ wäre eine gute Möglichkeit.

Es fühlt sich gut an, wenigstens einen groben Plan für meine Zukunft zu haben. Ich muss allerdings noch mit meinen Eltern darüber sprechen.

Mit einem Lächeln mache ich mich auf den Weg zur Lagerhalle, um Phil davon zu erzählen. Die Innenstadt ist relativ leer, was bestimmt an den kleinen Regentropfen liegt, die auf mich hinabprasseln. Das Tagebuch ist zwar wettergeschützt aufbewahrt, dennoch ärgere ich mich darüber, dass es im Wetterbericht hieß, es würde bis Freitag trocken bleiben. Ich muss an den Tanz mit Phil denken. Seit er in meinem Leben ist, erfreue ich mich sogar an Regentropfen. Ich muss grinsen, denn vor ein paar Wochen wäre ich bestimmt niemals durch Erfurt getanzt, vor allem nicht mit einem Jungen. Mein Herz flattert, wenn ich an die ganzen Augenblicke mit Phil denke. Wir kennen uns noch nicht lange, bald einen Monat, und wow – so viel in dieser kurzen Zeit erlebt zu haben, fühlt sich magisch an. Als ich am Anger vorbeikomme, wo Phil mich gerettet hat, als ich durchgedreht bin, wird mir bewusst: Egal, was ich derzeit für Phil empfinde, es ist genug, um mich der Angst zu stellen. Ich werde meinen Eltern von ihm erzählen, nachdem ich ihm meine Gefühle offenbart habe. Kurzerhand überlege ich, wie ich ihm eine Freude machen könnte, und gehe in das Einkaufszentrum. Ich stöbere durch die Läden und finde nicht das Richtige. Ich möchte ihm eine Kleinigkeit schenken, die ihn an mich erinnert und ihm gleichzeitig zeigt, was ich empfinde. Als ich ein Lederarmband entdecke, an das man einen Anhänger seiner Wahl hängen kann, weiß ich: Das ist es. Schnell kaufe ich es und lasse einen Riesenrad-Anhänger dranmachen. Hoffentlich ist es nicht zu kitschig und Phil freut sich darüber. Immerhin wird uns diese Attraktion immer an unseren ersten Kuss erinnern. Hibbelig frage ich mich: »Wird er mich heute wieder küssen?« Ich hoffe es.

Beflügelt laufe ich die letzten Meter bis zur Lagerhalle und kann es kaum erwarten, ihm das Armband zu geben und seine Reaktion darauf zu sehen. Ich öffne die Tür und bin ganz nervös, als ich eintrete. Die Schmetterlinge in meinem Bauch fliegen umher und ich kann mein Grinsen nicht unterdrücken. Paul kommt auf mich zu, als ich gerade zu Phils Schlafplatz laufen will.

»Hey Isa. Ist kein guter Moment gerade, kannst du später wiederkommen oder morgen?« Die Schmetterlinge fliegen gegen eine Wand und werden vom Aufprall zerschmettert.

»Was ist los? Ist irgendwas mit Phil?«, frage ich besorgt und Paul kann mir nicht in die Augen blicken, also habe ich recht. Ich ignoriere, dass er meinen Namen sagt, und laufe an ihm vorbei.

Ach du Scheiße. Phil sitzt auf seiner Matratze, das Blut quillt ihm aus der Nase, obwohl er schützend die Hand auf sie presst. Er sieht mich an und sein rechtes Auge ist total zugeschwollen.

»Was ist passiert?«, hauche ich atemlos und knie mich vor ihm nieder. Verzweifelt suche ich in meiner Tasche nach einem Taschentuch, um es ihm reichen zu können.

»Ich glaube, es ist besser, wenn du gehst, Isa.«

Die Kälte in Phils Worten trifft mich mit der Wucht einer Abrissbirne.

Isa – nicht Prinzessin.

Gehen – nicht bleiben.

Meine Welt zerspringt in diesem Augenblick und alles in mir brennt, als hätte Phil Benzin ausgeschüttet und nun das Feuerzeug fallen gelassen.

21 – Ich will immer nur dich

Ich kann nicht sprechen, weil die Tränen meine Kehle zuschnüren. Ich bin in einem Albtraum gelandet und sicher, dass ich bald aufwache. Als die Sekunden, die sich anfühlen wie Stunden, vergehen und Phil mich nicht anblickt, würde ich am liebsten umdrehen und seinem Wunsch nachkommen. Ich kann es allerdings nicht, weil meine Gefühle für ihn stärker sind als die Angst.

»Was ist passiert, Phil? Rede mit mir.«

Ich habe mittlerweile ein Taschentuch gefunden und gebe es ihm. Seine Finger zittern, als er es annimmt.

»Ich bin nicht genug für dich«, platzt es aus ihm heraus und ich glaube, wenn ich jetzt etwas sage, würde er nicht weitersprechen, deshalb bleibe ich stumm. »Ich bin nicht bereit, dir etwas vorzuenthalten. Ich verstehe, dass du dich für mich schämst. Außerdem hat er mir damit gedroht, es deinen Eltern zu sagen, wenn ich weiter in deiner Nähe bleibe.« Phils Worte sind wirr und ich verstehe nicht, wovon er redet. Er ist total durch den Wind.

Seine Stimme wird immer kehliger, leiser und schmerzverzerrter. Die Ursache dafür sind keine körperlichen Schmerzen, nein, es sind seelische. »Er hat gesagt, dass du ihm gehörst und … Mann, Isa, ich kann dein Leben nicht zerstören. Das würde ich mir nie verzeihen.«

Nun rollen Tränen über seine Wangen und ich weiß nicht, was ich sagen soll. Ich bin geschockt und verwirrt. Ich verstehe gar nicht, was los ist. Wer war das? Von wem spricht er? Anscheinend muss ich die Person kennen, aber mir fällt niemand ein, der so eine Grausamkeit begehen würde.

»Ich gehöre niemandem«, stelle ich klar, als Phil mich einfach nur anstarrt und dabei so kaputt aussieht, wie ich ihn noch nie gesehen habe. »Ich habe keine Ahnung, wer das war, aber verdammt noch mal, ich werde meinen Eltern sowieso von dir erzählen. Du musst denjenigen anzeigen!« Ich versuche meiner Stimme eine gewisse Autorität zu verleihen, damit Phil weiß, dass ich es ernst meine.

»Ich werde keinen Teenie anzeigen, nur weil er mich ein bisschen bearbeitet hat.«

Ich ziehe meine Augenbraue nach oben.

»Das kann nicht dein Ernst sein. Du siehst aus, als wärst du in einen Kampf mit einem Sumoringer geraten.«

Ich bin wütend. Nicht auf Phil, sondern auf die ganze Situation und habe kein Ventil, um es herauszulassen. Wenn ich sauer bin, fange ich an zu weinen und ich hasse das. Die Tränen fließen wie Bäche an meinen Wangen hinab und ich sehe Phil nur noch wie durch einen Schleier.

»Ich habe mich nicht gewehrt, okay? Wenn mich jeder angezeigt hätte, mit dem ich mich früher angelegt habe, wäre ich jetzt nicht hier.« Er stammelt die nächsten Worte so leise, dass ich sie kaum verstehen kann. Wortfetzen dringen an mein Ohr: Abwehr, Überforderung, wollte mich ändern. Was meint er damit? Ich schließe daraus, dass er von der Situation überrollt wurde und sich nie mehr mit jemandem prügeln will. Dennoch kann ich nicht nachvollziehen, wieso er es einfach über sich ergehen lassen hat?

Er zieht scharf die Luft ein. Ich muss die Information verarbeiten, anscheinend hat Phil sich früher ab und an geprügelt. Ich akzeptiere das, immerhin würde ich ihn niemals für seine Vergangenheit verurteilen. Ich will mit ihm mein Jetzt erleben und vielleicht mein Morgen. Sein Gestern gehört zu ihm und deswegen werde ich es akzeptieren, egal wie grau es ist.

Ich hasse es, wenn sich in meinem Kopf Sätze bilden, die meinen Mund dann nicht so verlassen wie geplant.

»Ich wollte dich heute besuchen, dich fragen, ob du mich

noch mal küsst. Ich wollte erfahren, ob du mich auch magst. Jetzt komme ich hier an und du willst, dass ich gehe. Verstehst du nicht, dass ich nicht abhauen kann, weil du mein Held bist? Ist dir nicht klar, dass du alles für mich bist und dass ich ohne dich nicht sein will?«

Das alles wollte ich nicht so sagen, aber es bricht einfach aus mir heraus. Deshalb schreibe ich lieber, weil ich da vor dem Abschicken noch löschen kann.

»Bitte sag nicht, dass ich gehen soll. Dafür ist es längst zu spät. Ich gehe, wenn du mich nicht willst. Aber bitte sag nicht, dass ich verschwinden soll, wenn es nicht aus deinem Herzen kommt.« Ich rede mich in Rage. »Außerdem weiß ich nicht sicher, welcher Idiot das war, wobei ich eine Vermutung habe und wenn sich die bewahrheitet, werde ich ihm das Leben zur Hölle machen.« Ich hole kurz Luft und setze meinen Redeschwall dann fort. »Ich bin verliebt in dich und es leid, dich verstecken zu müssen, nur weil wir der Gesellschaft vielleicht nicht gefallen. Ich finde uns wunderschön, weil wir uns gegenseitig guttun.«

Als ich aufhöre zu reden, traue ich mich nicht, Phil direkt anzusehen. Also blicke ich auf meine Füße, die in Stiefeletten stecken, weil es heute kühler ist. Ich knete meine Finger und es dauert gefühlte Stunden, bis Phil antwortet: »Ich bin auch verliebt in dich.«

Die Worte kommen in meinem Gehirn an, aber ich verstehe sie nicht. Alles ist in diesem Augenblick zu viel für mich, weil ich die Situation gerade nicht so schnell verarbeiten kann, wie sie passiert.

»Hörst du, Prinzessin? Ich bin auch verliebt in dich und ich kann es nicht glauben, dass ich dir das sage. Verdammt noch mal, ich sollte dich nicht lieben.«

Ich sehe ihn nun doch an und wahrscheinlich wirken wir für Außenstehende wie zwei Verrückte. Einer blutüberströmt und beide verheult.

»Ich bin nicht gut genug für dich, ich kann dir nichts bieten und auch wenn ich meinen Abschluss habe, bedeutet das nicht, dass ich direkt aus meiner Situation rauskomme. Ich wohne in diesem Käfig und kann nicht mit dir fliegen, obwohl du es verdienst, die ganze Welt zu sehen. Ich bin verliebt in dich und es tut mir leid, dass ich es bin, Isa.«

Seine Stimme klingt kratzig und die Emotionen sorgen dafür, dass sie bebt. Ich kann nicht anders, ich umarme ihn einfach, weil die Tränen überhandnehmen.

»Bitte entschuldige dich nie wieder für deine Gefühle, okay? Es ist mir eine Ehre, von dir gemocht zu werden.«

Er sagt nichts, vergräbt nur seinen Kopf an meiner Schulter und am Beben seines Körpers merke ich, dass er weint. Ich schluchze ebenfalls und in diesem Augenblick ist die Welt für einen Moment still. Um uns herum verschwimmt alles, es gibt nur noch uns beide. Die Lagerhalle ist weg, die Matratze, auf der ich zwischen seinen Armen knie, all das ist verschwunden. Alles, was bleibt, sind wir beide. Zwei Liebende, die gemeinsam die Hoffnung auf eine bessere Zukunft haben. Ich ziehe das Armband aus meiner Tasche, weil es mir wieder in den Sinn kommt. »Ich habe da noch was für dich. Schließ die Augen.« Er kommt meiner Bitte ohne zu zögern nach und ich mache es ihm um sein Handgelenk.

»Du kannst.«

Seine Augen leuchten, als er das Armband ansieht. »Das wäre nicht –« Ich unterbreche ihn, indem ich einen Finger auf seine Lippen lege, dann zieht er mich zu einem stürmischen Kuss an sich. Ein besseres Dankeschön hätte es nicht geben können.

Irgendwann räuspert sich Astrid neben uns und holt mich dadurch aus meiner Traumwelt: »Ich bin froh, dass ihr euch endlich gesagt habt, was ihr empfindet. Aber ihr müsst rausbekommen, wer das war. Nicht, dass die Person, die dich so zugerichtet hat, herausbekommt, wo wir untergekommen sind.« Ich höre Angst in ihrer Stimme.

»Scheiße, daran habe ich noch gar nicht gedacht.« Phil legt seinen Kopf in die Hände und ich kann die Verzweiflung fast spüren. Ich setzte mich auf, wische mir mit dem Ärmel über das Gesicht. Die Mascara, die ich heute Morgen aufgetragen habe, zeigt sich in schwarzen Schlieren auf meiner Jacke.

»Astrid hat recht. Wenn derjenige herausbekommt, dass ihr illegal in einer Lagerhalle wohnt, wird er zur Polizei gehen. Was hatte die Person denn an?«

Phil sieht mich verdattert an. Ich kann sehen, wie sich die Zahnräder in seinem Gehirn bewegen und er nach Worten sucht. »Es ging alles so schnell, ich kam aus der Schule und war auf dem Heimweg. Dann hat er mich an die Wand gedrückt und einfach zugeschlagen. Ich weiß noch, dass er rote Schuhe trug, Nikes müssten es gewesen sein, es war ein gelber Pfeil darauf. Und er hatte eine blaue Kapuzenjacke an. Von seinem Gesicht habe ich nicht viel erkannt, weil er die Kapuze über den Kopf gezogen hatte.«

Der Schauder, der daraufhin über meinen Rücken jagt, macht mir Angst. Ich habe eine böse Vermutung, wer es gewesen sein könnte, aber das kann nicht sein. Das würde er nicht tun. Die Hinweise sprechen jedoch leider eine andere Sprache. Wie konnte ich mich in all den Jahren nur so in einer Person täuschen? Entsetzt erinnere ich mich an den Valentinstag zurück, an dem Leon und ich noch ein Paar waren.

Ich halte seine Hand in meiner. Es ist unser erster Valentinstag und es fühlt sich gut an, einen Freund zu haben, vor allem an diesem Tag. Heute Morgen hat Leon mir eine rote Rose mit in die Schule gebracht und wollte mich küssen, aber das war mir zu früh. Ich glaube, er ist nicht sauer, aber es war trotzdem komisch. Meinem Bauchgefühl vertraue ich allerdings. Außerdem wäre Leon jetzt nicht hier im Anger1, wenn er deswegen böse auf mich wäre. Unsere Eltern sitzen gerade gemeinsam im Eiscafé und haben uns gesagt, dass wir in einer halben Stunde wieder da sein sollen. Leon hält die ganze Zeit meine Hand und zuerst mochte ich das Gefühl. Aber langsam fangen unsere Hände an zu schwitzen und das ist ziemlich eklig. Ich würde gern loslassen, aber nachdem ich schon Nein zum Kuss gesagt habe, lasse ich ihm wenigstens das.

»Wollen wir in den Schuhladen?«, schlägt er vor.

Ich nicke. »Warum nicht?«

Überall hängen verschiedene Turnschuhe und ich sehe auf meine schwarzen Sneaker, die ich ganz doll mag. Auf der Spitze ist eine Glitzerblume und es sind stickerähnliche Aufnäher darauf. Das sind mit Abstand meine Lieblingsschuhe.

»Schau mal! Die hier sind super, der gelbe Pfeil sieht aus wie ein Blitz!«, ruft Leon aus. Er hat rote Nike-Schuhe in den Händen. Ich finde sie nicht besonders, aber seine Freude ist ansteckend, also sage ich: »Ja, die sind toll. Aber ich glaube, die sind eher für Erwachsene.«

Leon hat die Schuhe an diesem Tag von seinen Eltern bekommen, obwohl sie ihm viel zu groß waren. Seit einem Jahr kann er sie tragen und das tut er fast täglich, auch heute in der Schule.

»Leon. Es war Leon«, hauche ich und bin sprachlos. Alles in mir schmerzt, weil ich nicht glauben kann, dass er so was tun würde.

»Wer ist Leon?«, fragt Phil und kurz sehe ich Eifersucht in seinen Augen.

»Ich dachte, er wäre mein bester Freund, aber anscheinend ist er einfach nur ein großer Idiot.«

Jeder Satz tut weh. Wie kann Leon so ein Mensch sein? Und viel schlimmer, wie konnte ich all die Jahre übersehen, was für ein schlechter Freund er wirklich ist?

Phil hält mich davon ab, sofort zu Leon zu fahren. Er meint, ich bin zu aufgewühlt und würde nur Sachen sagen, die ich bereuen werde. Er könnte recht haben, denn in mir hat sich ein Vulkan gebildet. Von Sekunde zu Sekunde wird er heißer und ich weiß nicht, wie lange ich noch brauche, bevor ich ausbreche und mit Lava um mich spucke.

Phil hat sich mittlerweile das Blut abgewaschen, im Nebenraum gibt es ein kleines Waschbecken. Seine Nase scheint nicht gebrochen zu sein, aber sein Auge macht mir Sorgen. Es ist fast komplett zugeschwollen.

»Wir müssen das untersuchen lassen«, meine ich, als ich eines von den Pflastern, die ich – Mama sei Dank – immer dabeihabe, auf seine Augenbraue klebe.

»Wenn es bis Ende der Woche nicht besser ist, okay?«

Phil streicht mir mit den Fingerspitzen über die Wange und ich schmiege mich gegen seine Hand.

»Das ist kein guter Start für uns, oder?«, hauche ich und sehe ihm in die Augen.

»Der Start ist doch total irrelevant. Hauptsache, wir gehen gemeinsam ins Ziel.«

Dann küsst er mich und der Augenblick ist perfekt.

»Willst du meine Freundin sein?«, fragt er, als wir uns voneinander lösen, und ich bin so atemlos, dass ich nur nicken kann. Ich weiß nicht, wie ich den Tag beschreiben soll. Verrückt, bekloppt oder absolut perfekt?

Phil und ich – wir sind nicht perfekt, nicht einmal annähernd. Aber zusammen sind wir alles, was ich mir jemals erträumt habe, und ich bin einfach nur glücklich, dass ich nun seine Freundin sein darf. Es ist eine riesige Ehre, von ihm geliebt zu werden.

22 – Wäre ich jemand ohne Angst und hätte ich ein bisschen mehr Mut

Ich würde ihn am liebsten direkt mit nach Hause nehmen, aber Phil – die Stimme der Vernunft – ist dagegen. Na ja, eigentlich hat uns Astrid darauf aufmerksam gemacht, dass es nicht den besten Eindruck machen könnte, wenn ich »einen ramponierten Penner« zum Abendessen mitbringen würde. Ich sehe Phil so nicht, doch ich verstehe, was sie meint. Aber vielleicht kann ich meinen Eltern heute verraten, dass ich einen Freund habe. Ich halte es nicht aus, weiterhin niemandem davon zu erzählen. Der Abschied ist bittersüß, weil wir wissen, dass wir jetzt zusammengehören und uns bald wiedersehen werden.

In der Bahn platzt mein Herz fast, wenn ich an Phil denke. Ich schreibe Bettina eine Nachricht, weil ich unbedingt mein Glück mit jemandem teilen muss.

»Wir sind jetzt ein Paar.«

Mein Handy klingelt nicht einmal Sekunden später und ich bin froh, dass ich von der Haltestelle noch zehn Minuten heimlaufen muss.

»Nein? Echt? Wie?« Genau das sind die Begrüßungsworte von Bettina und mein Kichern spricht Bände. Ich berichte ihr alles, lade den Ballast bei ihr ab und erzähle ihr auch von Leon. Die Wut ist immer noch in mir und es ist einfach absolut beschissen, weil heute ein glücklicher Tag sein sollte. Jetzt ist er vermischt mit den roten Schlieren der Wut und ich könnte Leon erwürgen.

»Erst einmal herzlichen Glückwunsch. Ihr gehört zusammen und ich bin froh, dass du so mutig warst.« Bettina holt tief Luft. Gerade eben hat sie sich noch so glücklich angehört und ich habe das Lächeln in ihren Worten fast hören können, jetzt ist sie so wütend, dass sie von Wort zu Wort lauter wird. Sie beleidigt Leon in einer Spur und wenn sein Verrat nicht so wehtäte, wäre es urkomisch. Sie endet ihre Schimpftirade damit, dass sie mich fragt, was wir tun sollen. Es tut gut, dass sie wir sagt, obwohl ich sie nicht darum gebeten habe, mir zu helfen.

»Ich werde ihn morgen zur Rede stellen. Ich habe Phil versprochen ruhig zu bleiben.«

»Aber ich nicht. Ich komme mit und dieses Mal bleibt es nicht bei Worten.«

Ich kann mir gerade bildlich vorstellen, wie Bettina in ihrem Zimmer auf und ab läuft und dabei ihre Faust ballt. Im Hintergrund schreit ein kleines Kind und kurz darauf höre ich ihre entschuldigenden Worte: »Meine Schwester. Ich muss los. Wir treffen uns morgen vor Schulbeginn. Um sieben im Foyer, vielleicht erwischen wir den Idioten noch vor dem Unterricht.«

Weil ich heute in Mut gebadet habe, sage ich Worte, die mir sonst eher schwerfallen: »Ich hab dich echt lieb, Bettina. Danke.«

»Ich dich auch, Isa. Ich muss dir danken, ohne dich hätte ich Lila nie kennengelernt.«

Dann legen wir auf und das Timing passt perfekt, weil ich vor der Haustür stehe.

Meine Mutter müsste in einer halben Stunde von der Arbeit kommen und weil ich gerade voller Glückshormone bin, stelle ich mich in die Küche und setze schon einmal Nudelwasser auf. Mein Vater müsste heute auch heimkommen, also mache ich den beiden eine Freude. Schnell schaue ich in den Kühlschrank und mit einer App, die Zutatenreste verarbeiten kann, suche ich ein Rezept und mache eine Soße. Gerade als ich die Nudeln abgieße, höre ich die Tür aufgehen.

»Isa, wir sind zu Hause. Ich habe deinen Vater gleich mitgebracht.«

Heute bringt mich alles zum Lächeln, also höre ich nicht

damit auf, als meine Eltern in die Küche kommen und mich verdutzt ansehen.

»Ich habe für uns gekocht. Schön, dass ihr da seid.«

Ich sehe, wie mein Vater meiner Mutter einen unentschlossenen Blick zuwirft, als müsste er sich erst vergewissern, dass er richtig sieht.

»Ich dachte, wir essen zusammen und ich nehme euch ein bisschen Arbeit ab«, erkläre ich. »Wäre nur cool, wenn ihr den Tisch deckt, das habe ich nicht mehr geschafft.«

Ich erlebe die beiden selten sprachlos, aber es herrscht eine angenehme Stille, bis wir gemeinsam am Abendbrottisch sitzen und uns die Nudeln schmecken lassen.

»Danke, Isa, das ist wirklich lieb von dir«, bedankt sich mein Vater lächelnd, als er sich einen Nachschlag nimmt, und ich erwidere es vorsichtig. Natürlich wird mit diesem einen Essen nicht alles aus dem Weg geräumt sein, aber heute habe ich das Gefühl, dass der Eisberg ein bisschen schmilzt und wir uns vielleicht ein wenig annähern. Ich genieße den Mut, der mich beflügelt, also atme ich tief durch.

»Ich muss euch etwas sagen: Ich habe einen Freund.«

Die Worte verlassen meinen Mund und ich weiß nicht, ob ich es direkt bereuen sollte. Ich bin so aufgeregt. Mein Vater verzieht kurz das Gesicht, bis er sich beruhigt hat, und ich kann es ihm nicht einmal verübeln. Wahrscheinlich will er mich nur beschützen.

»Das freut uns für dich, Schatz. Warst du deshalb in letzter Zeit ein wenig abwesend?«

Ich suche verzweifelt nach einem Vorwurf in der Stimme meiner Mum, doch da ist nur Neugierde und ganz viel Verständnis. Manchmal vergesse ich, dass meine Eltern im gleichen Alter waren, als sie sich ineinander verliebt haben. Ob ich mit Phil auch so lange zusammenbleiben werde?

An das Jetzt denken und mich nicht im Morgen verlieren.

»Ja. Tut mir leid, dass ich nichts gesagt habe, aber ich wollte erst sicher sein, bevor ich es euch erzähle. Ihr kennt ihn nicht, aber er würde euch gern kennenlernen.«

Wenn ich weiter so viel lächle, tun mir die Kiefermuskeln noch weh. Kann man vom Grinsen einen Gesichts-Sixpack bekommen? Wenn ja, wäre ich als Phils Freundin jetzt auf dem besten Wege dahin.

»Was ist das denn für ein junger Mann?«, fragt mein Vater nach und sieht dabei konzentriert auf seine Spaghetti. Meine Mutter ist wirklich entspannter, vielleicht hätte ich es ihr zuerst alleine sagen sollen. Na ja, jetzt ist es zu spät, die Bombe ist geplatzt.

»Er heißt Phil, macht gerade sein Abitur. Ich denke, ihr werdet ihn mögen«, antworte ich lächelnd. Ich hoffe, sie werden es, weil ich nicht weiß, was ich tun soll, wenn nicht. Ich hoffe, sie können ihre Vorurteile ablegen und sehen, dass er mein Lebensretter ist. Natürlich wissen sie nichts von Saskia, aber vielleicht können sie erahnen, dass Phil der Grund ist, warum es mir besser geht.

Mein Vater will etwas sagen, aber meine Mutter legt ihm nur die Hand auf den Arm.

»Wir freuen uns sehr, dass du ihn uns vorstellen möchtest. Aber sag uns in Zukunft einfach, wenn du bei ihm bist, anstatt uns anzulügen.«

»Bitte vernachlässige deinen Abschluss nicht. Wir wissen, wie es ist, sich im letzten Schuljahr zu verlieben«, murrt mein Vater und meine Mutter fängt an zu lachen.

»Ja, es ist wunderschön, genau wie in jedem anderen Moment.«

Die beiden grinsen sich an und ich kann die Liebe in ihren Augen sehen. Ein kleiner Teil von mir wünscht sich, das auch eines Tages zu haben. Vor meinem inneren Auge sehe ich Phil neben mir sitzen. Er trägt in meinem Kopfkino einen Vollbart, die Falten um seine Augen stehen ihm gut und gerade liest er unserer Tochter ein Buch vor.

Das alles ist natürlich Zukunftsmusik, doch heute ist nichts unmöglich, deshalb drücke ich meine Eltern an mich und genieße die Umarmung, die sie mir schenken.

»Ich hab euch lieb«, murmele ich und spüre, dass sie mich auch lieb haben.

23 – Konfrontation

Am nächsten Morgen liege ich noch eingekuschelt auf Wolke sieben, doch das Gewitter um mich herum wird immer stärker. Ich bin in zehn Minuten mit Bettina verabredet und während ich es kaum erwarten kann, meinen ehemals besten Freund zur Rede zu stellen, habe ich gleichzeitig wahnsinnige Angst davor. Ich mag Leon, schließlich kann man einen Menschen nicht von einem Augenblick auf den nächsten hassen, oder? Doch wenn ich an ihn denke, durchziehen mich unterschiedliche Gefühle. Leon war jahrelang mein bester Freund. Nun fühle ich mich, als wäre er die ganze Zeit verkleidet gewesen und würde erst jetzt sein wahres Gesicht zeigen. Ich habe Angst vor meinem besten Freund, den ich eben doch nicht so gut kenne, wie ich dachte. Ich habe Schiss davor, einen schlechten Menschen in ihm zu erkennen, obwohl ich sonst nur die Sonnenstrahlen gesehen habe. Trotzdem muss ich da durch, immerhin muss ich Phil beschützen. Seit ich ihn kenne, habe ich das Gefühl, eine Löwin zu sein, die alles dafür tun würde, die Lieben an ihrer Seite zu beschützen. Während ich mich sonst nur auf die Lauer gelegt habe, um Feinde zu beobachten, habe ich heute die Krallen ausgefahren und bin bereit, meinem Gegner die Augen auszukratzen.

Die Fahrradfahrt vergeht im Flug und als ich in der Schule ankomme, zieht Bettina mich in eine dicke Umarmung. Erst als ich diese spüre, merke ich, wie die Anspannung von mir abfällt.

»Viel Glück dir und Phil.« Sie lächelt mich an und ich muss grinsen. Phil ist mein Freund. Ich könnte glücklicher nicht sein. Ich vertreibe für einen Moment die Gedanken an Leon und genieße den großen Schmetterlingsschwarm in meinem Bauch. »Dankeschön«, antworte ich verlegen und rücke meine Beanie zurecht.

»Als ich euch das erste Mal zusammen gesehen habe, wusste ich schon, dass da was läuft. Dass jetzt aber alles so schnell geht …« Bettina lacht und ich werde verlegen. Sie hat recht, vielleicht geht bei uns wirklich manches zu schnell, aber das Wichtigste ist: Es fühlt sich großartig an.

»Was hast du wegen Leon vor?«, erkundigt sich Bettina und für einen kurzen Moment falle ich. Nach einem Hoch kommt ein Tief, das bin ich gewohnt, aber zurzeit ist das Ganze wirklich schwindelerregend für mich.

»Ich weiß es nicht. Ich konfrontiere ihn mit den Fakten und versuche, nicht körperlich zu werden«, zucke ich mit den Schultern.

»Das kann ich ja dann übernehmen«, sagt Bettina lachend und wenn ich nicht so angespannt wäre, würde ich mit einfallen.

»Da kommt Leon«, haucht sie und ich muss in diesem Moment all meinen Mut zusammennehmen, um auf ihn zuzulaufen.

Als ich vor ihm stehe, spüre ich kurz, wie der Mut mich verlassen will und sich die Angst vorbeidrückt, um sich einen Platz in der ersten Reihe zu sichern.

»Ich denke, wir sollten reden«, sage ich und bin überrascht über meinen ruhigen Tonfall. Ich klinge fast erwachsen und Leon sieht mir eiskalt in die Augen.

»Worüber?«, fragt er, als wüsste er nicht genau, wovon ich spreche.

»Ich denke, du hast einen Fehler gemacht und möchtest dich entschuldigen«, zische ich und nun spiegelt sich der Zorn in meiner Tonlage wider.

»Ich habe keine Ahnung, wovon du sprichst. Drehst du ein wenig durch, Isa?«

Saskia schaltet sich an: *Wir drehen wirklich durch.*

Für einen Moment bleibt mein Herz stehen und ich frage

mich, ob ich gerade vielleicht wirklich den Falschen beschuldige. Doch als ich auf Leons Füße schaue, erkenne ich die Schuhe, von denen ich eigentlich schon genau wusste, dass es seine sind. Trotzdem beflügelt es mich, dass ich recht habe, also versuche ich ihn mit meinem Blick festzunageln.

»Du hast meinem Freund aufgelauert und ihn verprügelt«, spucke ich. Kurz sehe ich Erkenntnis in seinen Augen aufblitzen.

»Du bist nicht ernsthaft mit dem Penner zusammen?«

Und dann passiert etwas, womit ich gar nicht gerechnet habe. Er fängt herzhaft an zu lachen. Er lacht so laut, dass ich mir am liebsten die Hände auf die Ohren pressen würde, weil ich den Klang nicht ertrage. Ich fühle mich beschämt und gleichzeitig in meinem Bild von ihm bestätigt. Er scheint wirklich ein Arschloch zu sein. Also tue ich das einzig Richtige, ich recke mein Kinn und straffe meine Schultern. »Ja, wir sind ein Paar, ob es dir gefällt oder nicht. Wenn du keine Anzeige kassieren willst, halte dich von ihm fern. Unsere Freundschaft ist beendet.«

Ich wähle die Worte weise, sie brennen auf meiner Zunge und tun mir weh, aber es gibt keine andere Möglichkeit. Ich scheine damit Leons Aufmerksamkeit wiederzubekommen.

»Das ist keine Liebe. Du bist nur von ihm begeistert, weil er älter ist und sich für dich interessiert. Du hast einen Retterkomplex und willst immer nur das Gute für die Menschen. Bis du aufwachst und merkst, dass du alleine dastehst.«

Er schleudert seine Worte wie Feuerbälle auf mich zu und sie tun weh. Ich fange Feuer und brenne. Kein Löschwasser in Sicht.

»Du weißt genau, dass wir zusammengehören. Ich wusste das schon damals in der fünften Klasse. Du hast nur Schluss gemacht, weil es zu früh für dich war. Seitdem warte ich auf dich und sehe doch in deinen Augen, dass du dasselbe empfindest.«

Ich kann meinen Ohren nicht trauen, das kann nicht sein Ernst sein? Er wartet auf mich?

»Leon, es tut mir leid, aber ich empfinde nicht mehr als Freundschaft für dich. Ich bin in Phil verliebt, ob es dir passt oder nicht.«

»Das stimmt nicht. Du bildest dir etwas ein. Ich bin der, den du willst.« Er kommt einen Schritt auf mich zu und jetzt mischt sich Bettina ein, die sich die ganze Zeit zurückgehalten hat.

»So, es reicht, Freundchen. Komm ihr nicht zu nah, raff deine Gefühle zusammen und lass die beiden in Ruhe. Du hast nicht nur deine angebliche Liebe zerstört, sondern etwas viel Wichtigeres: die Freundschaft zwischen uns allen.«

Leon nimmt den Blick nicht von mir. »Lass mich dir zeigen, dass ich der Richtige bin. Ich bin alles, was du brauchst.« Mir wird übel, also ergreife ich Bettinas Hand und wir gehen in das Schulgebäude. Ich spüre Leons Blick wie ein stechendes Messer in meinem Rücken.

»Das wirst du bereuen! Phil ist ein Lügner und bald wirst du es erfahren!«, schreit er mir hinterher.

»Was meinst du damit?« Ich drehe mich noch einmal zu ihm um.

»Phil ist nicht der, für den du ihn hältst. Er belügt dich nach Strich und Faden.«

Ich höre nicht auf Leon. Phil ist der ehrlichste Mensch, den ich kenne. Der Einzige, der mit Lügen um sich wirft, ist Leon. Wie konnte ich mich nur die ganze Zeit so in einer Person täuschen?

Der Schultag ist anstrengend. »Nächste Woche ist eure erste Klassenarbeit in meinem Fach. Denkt daran, dass nicht nur die Prüfung am Ende des Schuljahres für euch relevant ist«, sagt Frau Roth. Ich bekomme ihre Worte nur am Rande mit, weil Leon mich die ganze Zeit anstarrt und mich das irgendwann so wütend macht, dass ich all meine Selbstbeherrschung benötige, um nicht aufzuspringen und aus dem Klassenraum zu stürmen.

Nach der Schule mache ich mich auf den Weg zur Lagerhalle. Bettina ist auch mit dabei, sie trifft sich mit Lila. Die beiden wollen gemeinsam spazierengehen und ich bin mir fast sicher, dass sie damit in Ruhe knutschen meinen.

»Ich freue mich immer so Lila wiederzusehen. Das sind die Lichtblicke, die mich durch den Tag führen, weißt du?«, sagt Bettina.

Ich nicke. »Ja, wie das Licht am Ende des Tunnels, ich weiß.«

Sie nickt. »Ich bin so froh, dass du und ich uns wieder so angenähert haben. Ich habe das Gefühl, dass wir uns ein wenig distanziert hatten.«

Ich weiß genau, woran es lag. Saskia.

»Mir ging es die letzten Jahre nicht so gut, da habe ich mich von allen distanziert. Das lag nicht an dir«, erkläre ich. Bettina nickt, als wüsste sie ganz genau, wovon ich spreche. Dabei hat sie keine Ahnung.

Als wir in der Lagerhalle ankommen und ich Phil wiedersehe, wird mir mein Wortlaut plötzlich bewusst. Es war das erste Mal, dass ich gesagt habe: Es ging mir nicht gut. Vergangenheitsform.

Der Grund dafür steht vor mir, zieht mich gerade in seine Arme und vergräbt seine Nase in meinen Haaren.

»Ich habe dich vermisst, Engel. Ich kann nicht glauben, dass du meine Freundin bist.«

Ich werde geliebt.

Ich bin nicht mehr allein.

Welche Gründe gibt es da überhaupt noch, mich schlecht zu fühlen?

24 – Die Wellen der Traurigkeit

»Ich würde dich heute gern ausführen«, sagt Phil, nachdem wir uns begrüßt haben, und nimmt meine Hand in seine. Ich merke, wie sich augenblicklich Aufregung in meiner Magengrube breitmacht, und bin ganz hibbelig.

»Was hast du denn vor?«, will ich wissen und versuche dabei, nicht ganz so vorfreudig zu klingen, nicht dass er denkt, ich wäre komisch. Na ja, eigentlich weiß er das ja schon.

»Lässt du dich überraschen?«, fragt er und grinst dabei spitzbübisch. Ich mag eigentlich keine Überraschungen, vor allem seit Saskia meine ständige Begleitung ist. Es ist uns lieber, uns auf jedes mögliche Szenario vorbereiten zu können. Aber mit Phil ist es anders, also nicke ich. Er grinst und ich kann seine Freude fast spüren. Sein Gesichtsausdruck erinnert mich an den eines kleinen Kindes, das zum ersten Mal Schnee mit der Zunge fängt.

»Es dauert noch ein bisschen, bis wir losmüssen. Ehrlich gesagt, hätte ich ein paar Hausaufgaben. Du auch?« Phil kratzt sich verlegen am Hinterkopf und ich nicke.

»Ich muss vor allem Mathe büffeln, nächste Woche schreibe ich 'ne Arbeit.«

»Dann passt das doch gut.«

Wir legen uns zusammengequetscht nebeneinander auf seine Matratze. Während Phil ein Buch herausholt, mache ich es mir schon mit der Formelsammlung und meinem Mathezeug gemütlich. Ich suche mir Übungsaufgaben zu den verschiedenen Themenfeldern raus und begebe mich dann direkt an die Arbeit.

»Magst du Musik hören?«, erkundige ich mich bei Phil.

»Klar, gern«, entgegnet er lächelnd und wir teilen uns meine Airpods. Ich lasse einfach eine Playlist laufen, in der die neuen deutschen Trends gespielt werden, und da Phil nicht protestiert, konzentriere ich mich auf die Aufgaben.

Es läuft gut, bis ich zu einer Rechenübung mit Parabeln komme. Mir liegt Mathe an sich eigentlich, nur damit tue ich mich schwer. Ich kaue auf meinem Bleistift und lege das Geodreieck bereit, um schon einmal das Grundgerüst für die Parabel zu zeichnen. Damit komme ich noch einigermaßen klar, aber jetzt wird es schwierig. Ich stöhne auf und merke, wie Phils Blick meinen sucht.

»Alles okay? Kann ich dir vielleicht helfen?«

»Parabeln sind einfach der Endgegner«, schnaube ich und Phil legt seine Lektüre weg, um sich mit mir über mein Mathebuch zu beugen.

»Du sollst die Schnittpunkte mit der x-Achse berechnen und dann kannst du den Scheitelpunkt bestimmen.« Ich nicke.

»Ja, aber irgendwie hängt es gerade in meinem Kopf.«

Phil ist ein hervorragender Lehrer. Er erklärt mir Schritt für Schritt den Rechenweg, nimmt mir nicht alles ab, sondern gibt nur Hilfestellungen, sodass ich zum Glück, als ich die Lösungen kontrolliere, tatsächlich alles richtig habe.

»Du bist unglaublich. Du solltest Lehrer werden.« Ich strahle und küsse ihn zum Dank. Er lächelt in unseren Kuss hinein.

»Das würde aber nicht funktionieren, wenn sich meine Schülerinnen immer so bedanken würden«, entgegnet er lachend, nachdem wir uns voneinander gelöst haben.

»Spinner. Das ist meine Exklusivbehandlung als Freundin«, meine ich ebenfalls lachend und er legt seine Stirn an meine.

»Ich werde nie genug davon bekommen, zu wissen, dass du meine Freundin bist«, haucht er nah an meinen Lippen und ich genieße das Gefühl. Es kitzelt, als sein Atem meinen Mund streift, und noch mehr mag ich es, wenn er mich wirklich küsst. Das ist eindeutig besser als Mathe.

»Ich würde noch circa zehn Minuten lesen, muss das Buch

bis nächste Woche fertig haben und eine Textstelle weiterschreiben, danach könnten wir langsam los, okay?« Ich nicke und frage mich, was Phil nach der Schule vorhat.

»Was möchtest du nach deinem Abi machen?«, erkundige ich mich deshalb, während ich mir eine weitere Aufgabe durchlese. Es ist gut, das Wissen, das er mir gerade vermittelt hat, direkt zu vertiefen.

»Ich weiß es nicht. Am liebsten würde ich studieren, aber da verdient man währenddessen halt nichts. Ich sollte eine Ausbildung machen. Die Straße ist auf Dauer keine Lösung, aber da bleibt das Problem mit meiner fehlenden Anschrift.«

Ich nicke.

»Das ist scheiße. Weiß denn irgendjemand von deiner … naja, Situation?«, hake ich nach und hoffe, nicht auf Mauern zu treffen, die mich aussperren. Überraschenderweise schlage ich mir wirklich nicht den Kopf an, sondern heute steht ein Tor offen und Phil scheint im Plaudermodus zu sein.

»Nein. Meine Mutter ahnt nichts, sie denkt, ich wohne bei meinem Vater.«

Ich schlucke, das muss hart sein. Der Klotz in meinem Magen ist ja schon groß genug, wenn ich meine Eltern anlüge. Und das sind wirklich kleine Flunkereien im Gegensatz zu dem Elefanten, der zwischen Phil und seinen Eltern steht. Er scheint meine Gedanken lesen zu können, denn er setzt nach: »Mein Vater ist ein schlechter Mensch. Er ist alkoholabhängig und behandelt seine Mitmenschen nicht gut. Deshalb war ich sehr stolz, als meine Mutter damals den Absprung geschafft hat. Sie haben sich scheiden lassen als ich 16 war. Also vor drei Jahren.« Ich nicke und höre weiter zu, die Aufgabe ist vergessen und ich lege meinen Kopf auf meiner Hand ab, um Phil aufmerksam zu mustern. »In dem Jahr bin ich in der Schule sitzen geblieben, aber eigentlich waren nicht schlechte Noten der Grund dafür, sondern etwas anderes. Aber das ist egal.« Er zuckt mit den

Schultern und ich nicke ihm aufmunternd zu, damit er weiß, dass ich ihm zuhöre. »Bis ich 17 war, habe ich bei meiner Ma gewohnt, aber das ging irgendwann nicht mehr. Sie hat einen neuen Mann kennengelernt, der eine kleine Tochter hat. Meine Verbitterung hat den Familiensegen zerstört, also habe ich gesagt, ich gehe zu meinem Vater.« Er zuckt mit den Schultern und ich weiß gar nicht, wie ich die ganzen Informationen verarbeiten soll. »Das bin ich dann schließlich auch. Bis zu meinem 18. Geburtstag habe ich bei ihm gewohnt. Zur Feier des Tages ist er handgreiflich geworden und ich wusste, wenn ich nicht gehe, zieht er mich mit in seine Dunkelheit. Mein Vater ist ein Trinker. Nach einem schlimmen Ereignis ist er in ein tiefes Loch gefallen. An meinem Geburtstag ist das alles noch stärker in ihm hochgekommen als sonst und er hat es an mir ausgelassen. Ich konnte nicht bleiben.« Phil seufzt, als würde er die Szene genau vor sich sehen. »Seitdem wohne ich mal hier, mal dort. Am Anfang bin ich bei Kumpels untergekommen, aber das war keine Dauerlösung. Als ich dann das erste Mal auf der Straße geschlafen habe, hat mich Astrid gefunden. Ich hatte seit Tagen nichts gegessen und sie behauptet immer noch, sie hätte mir das Leben gerettet.« Er atmet tief durch. »Sie hat recht. Wir sind dann eine Weile rumgestromert, das hatte ich dir ja erzählt. Als wir schließlich die anderen getroffen haben, habe ich gelernt, was es bedeutet, eine Familie zu haben.«

»Wäre es keine Option, zurück zu deiner Mutter zu gehen? Sie würde dich doch sofort aufnehmen.«

Er schüttelt mit dem Kopf. »So leicht ist das nicht. Meine Lügen sind wie ein Spinnennetz, alles was sich darin verfängt, wird gefressen. Ich kann nicht zurück, weil mich dort die Vergangenheit einholen würde.«

Ich nicke, will ihm sagen, dass ich das verstehe, aber gleichzeitig frage ich mich, was so Schlimmes passiert sein kann, dass er lieber auf der Straße wohnt, als zurück zu seiner Mutter zu gehen. Ich erinnere mich grob an das Telefonat, in dem er sie beruhigt hat. Sie hat keinen blassen Schimmer, was ihr Sohn durchmacht.

»Ich liebe meine Mama, wirklich. Aber wenn ich zurück an diesen Ort gehe, wird mich mein Dämon fressen und ich bin nicht bereit, mich ihm gegenüberzustellen. Außerdem ist es für mich ein großes Privileg, meine Mutter das erste Mal seit vielen Jahren glücklich zu erleben.«

Ich schlucke, die Tränen glitzern in meinen Augen.

»Also gibst du dein Leben auf?«

»Ja. Um meine Mutter zu beschützen.«

»Wovor?«

»Vor mir. Ich bin eine Last für sie«, murmelt er. »Man stellt die Bedürfnisse der Familie immer über seine eigenen. Ich habe kein schlechtes Leben, nur irgendwann wurde ich einfach aufs Gleis gezogen, als der Zug eingefahren ist und bin überfahren worden.«

Der Vergleich ist schrecklich, aber ich kann mir ungefähr ausmalen, was er meint.

»Jetzt habe ich mich zurück an den Bahnsteig gekämpft und kann selbst entscheiden: Springe ich zurück aufs Gleis oder nehme ich den Güterzug und baue mir meine eigene Welt.«

Ich lege meine Hand auf seine.

»Ich würde mit dir Zug fahren, egal wohin. Mit dir würde ich sogar ins Nirgendwo fahren und dort mit dir gemeinsam unsere Base bauen, okay? Bitte vergiss nicht, dass ich an deiner Seite bin.«

Angst durchzieht meine Stimme: »Bitte spring nicht aufs Gleis, Philipp.«

Es ist das erste Mal, dass ich ihn mit seinem richtigen Namen anspreche, und er nickt mir zu.

»Ich habe jetzt etwas, was ich zuvor nicht hatte und das ich nicht verlieren möchte. Noch jemanden, dem mein Verlust etwas bedeuten würde. Ich bin dir total verfallen, ich habe keinerlei Möglichkeit mehr zu gehen.«

»Richtig, du musst bei mir bleiben, okay?«

»Okay.«

Es ist ein Versprechen, das ich ihm abnehme, obwohl auch ich manchmal denke, die Welt wäre leichter ohne mich. In den schlimmen Momenten male ich mir aus, wer auf meine Beerdigung kommen würde. Ich denke dann daran, welche Farben die Trauernden tragen würde und ob wohl überhaupt jemand da wäre? Würden die Menschen um mich weinen? Oder wären sie irgendwie froh, dass ich nicht mehr unter ihnen bin? Jetzt, wo ich Phil ansehe, wird mir erst das Ausmaß unserer Beziehung bewusst. Ich habe eine Verantwortung ihm gegenüber und er mir gegenüber. Wir müssen uns gegenseitig vor der Dunkelheit bewahren und dem anderen Trost spenden, wenn er es gerade braucht. Auf einmal ist Aufgeben keine Option mehr, weil mich sein Verlust zerstören würde und meiner ihn. Ich kann ihn nicht im Stich lassen. Immerhin bin ich sein Rettungsseil, an das er sich hängen kann, und er ist mein Anker.

Außerdem habe ich zum ersten Mal einen Ansporn, richtig gesund zu werden.

»Ich würde dich von jeder Klippe retten«, hauche ich an seine Lippen.

»Bitte geh nicht«, antwortet er und ich höre die verschleierten Tränen in seiner Stimme.

»Du darfst mich auch nicht verlassen«, flüstere ich und fange mit meinem Finger eine seiner Tränen. Es ist das Versprechen zweier Liebender. Wir schwimmen in einem dunklen Meer und sehen das Rettungsschiff direkt vor uns. Jetzt müssen wir nur noch gemeinsam schwimmen und ankommen. Gerade fühlt es sich an, als wären wir schon im Boot.

25 – Das erste richtige Date

Nach so einer Unterhaltung ist es schwer, wieder in der Realität anzukommen, doch Phil schafft es, mit seiner Art und seinem Humor, dass es nicht einmal zehn Minuten dauert, bis meine Tränen getrocknet sind und ich mir vor lauter Lachen den Bauch halten muss.

»Du hast nicht ernsthaft versucht einen Frosch als Haustier zu halten?«, frage ich lachend nach und Phil zuckt nur mit den Schultern.

»Er war klein und musste gerettet werden. Das wusste er nur nicht, weshalb er einfach weggehüpft ist.«

Ich kann mir den kleinen Jungen bildlich vor meinem inneren Auge vorstellen, wie er versucht, den Frosch einzufangen, der natürlich sehr viel schneller ist als der vierjährige Phil. Wir sind gerade aus der Lagerhalle verschwunden und nun auf dem Weg zu unserem ersten richtigen Date – wie Phil es nennt. Die Schmetterlinge in meinem Bauch und seine Hand in meiner lassen natürlich darauf schließen, dass es für daten viel zu spät ist. Ich bin ihm schon längst verfallen.

»Was machen wir denn jetzt eigentlich?«, hake ich nach und hibbele nervös hin und her. Ich beiße mir auf die Lippe. »Lass dich doch einfach überraschen.« Phil grinst und ich sehe ihn nur böse an.

»Ich habe den ganzen Mittag die Klappe gehalten, aber jetzt würde ich doch gern wissen, ob ich richtig gekleidet bin.« Ich sehe an mir hinunter. Meine Beine stecken heute in einer dunkelroten Leggings, und ich habe die Chucks aufgrund der Temperaturen gegen schwarze Doc Martens getauscht. Ich trage ein Strickkleid und darüber meinen Mantel. Seit ich weiß, dass ich mich nach der Schule mit Phil treffe, achte ich darauf, was ich anziehe. Eigentlich bescheuert, immerhin hat er mich kennengelernt, als ich eine Panikattacke hatte. Ich war tränenüberströmt und habe versucht, in ein Einkaufszentrum einzubrechen. Ich frage mich, was passiert wäre, wenn ich das Tagebuch nie verloren hätte. Was wäre gewesen, wenn ich Phil niemals kennengelernt hätte? Dann wäre auch Phoenix nie zu meinem Vertrauten geworden. Was würde ich ohne seine Worte tun? Wie wäre es wohl, wenn mein Herz nicht immer aufgeregt schlagen würde, weil ich das Buch bald wieder abholen kann? Selbst die wenigen Tage dazwischen sind zu lang, als dass ich abwarten will. Ich will alles von Phoenix wissen, ich will ihm Bruno abnehmen und ihn mit Saskia verkuppeln, sodass die beiden zusammen abhauen.

»An was denkst du?«, fragt Phil und streicht mir mit seinem Daumen über meine Hand.

»Ich habe doch mein Tagebuch verloren und du hast es wiedergefunden. Seitdem führe ich eine Art Brieffreundschaft mit Phoenix. Er hat auf meine Einträge geantwortet.« Ich hatte Phil gegenüber bisher nur angedeutet, dass jemand reingeschrieben hat, doch den Namen meines Brieffreundes habe ich ihm bisher nicht verraten. Phil wird hellhörig.

»Ach, und wie ist er so?«, hakt er nach.

»Ich weiß nicht, ich kenne ja nur sein Geschriebenes. Aber das mag ich sehr, weil es einfach ehrlich ist, weißt du? Wir reden über die Dinge, über die man sonst schweigt.«

Er nickt.

»Manchmal schreibt man lieber über schlimme Ereignisse, weil es häufig leichter ist, als die richtigen Worte auszusprechen, oder?«

»Ja genau. Es ist wirklich schön und durch die Anonymität ist man offener. Es wäre schwieriger für mich, mit ihm oder ihr zu sprechen, wenn ich wüsste, wer mir gegenübersteht.«

Phil stimmt mir nickend zu. »Aber bist du nicht neugierig zu erfahren, wer Phoenix ist?«

Ich lächle. »Klar, das bin ich, aber ich will die Person nicht bedrängen. Privatsphäre ist ihm oder ihr wichtig und das respektiere ich.«

Er nickt und wir sind angekommen, denn Phil bleibt vor dem Kino stehen. Ich habe den Weg dorthin gar nicht erkannt, weil es so lange her ist, dass ich das letzte Mal hier war.

»Ich habe gedacht, wir schauen uns einen Film an, hast du Lust?«

Ich nicke und bin ganz aufgeregt. Irgendwie kommt bei mir jetzt auch Date-Feeling auf, immerhin ist es die erste Aktivität, die wir gemeinsam als Paar unternehmen.

»Ich sponsere die Kinotickets.« Phil lächelt verlegen und ich verstehe, was er durch die Blume sagt. Dabei hätte ich auch alles übernehmen können, das weiß er hoffentlich.

»Ich besorge Snacks und Getränke.«

Als wir das Kino betreten, ist nicht sonderlich viel los. Ich tippe meinen Eltern kurz eine Nachricht.

»Bin mit Phil im Kino, schaffe es nicht zum Abendessen. Hab euch lieb.«

Ich hoffe, sie verstehen das und stressen nicht rum.

Der Film soll um 17 Uhr beginnen, also haben wir noch eine halbe Stunde. Da wir nicht zur beliebten Primetime ins Kino gehen, ist nicht so viel los. Ich bin ein bisschen hibbelig und freue mich, dass Phil und ich uns auf eine Komödie einigen konnten. Natürlich wäre es total klischeehaft gewesen, wenn wir uns eine Liebesschnulze angesehen hätten. Ich will meinen Freund gern länger als 24 Stunden behalten, weshalb ich ihn damit erst nerven werde, wenn ich mir sicher bin, dass er mich behält. So ist das nämlich, jetzt bin ich noch brav und dann fahre ich die Krallen aus. Ich grinse in mich hinein, als ich am Snackstand ankomme. Natürlich ist das nur Spaß. Ich finde es nur einfach schöner, einen Film zu sehen, der uns beide anspricht.

»Einmal Popcorn und Nachos bitte«, bestelle ich und lächle die Servicekraft an.

»Süß oder salzig? Welche Größe?«, fragt sie nach und mich schüttelt es allein bei dem Gedanken an salziges Popcorn. Ich bin mir ja ganz sicher, dass das nur komische Menschen essen. Wahrscheinlich dieselben, die auch Butter unter der, die, das Nutella schmieren und dann Diskussionen darüber lostreten, mit welchem Artikel man die Haselnusscreme betitelt.

Ich wähle den größten Eimer süßes Popcorn und die Familienportion Nachos. Da bekommt man nämlich Käsedip, Sour Cream und Salsa dazu. Ich habe keinen blassen Schimmer, was Phil am liebsten mag, weshalb ich lieber mal alles nehme.

»Dann hätte ich gern noch 'ne Cola und 'ne Fanta.«

Da hat mir Phil tatsächlich ausgeholfen, denn was er gern trinkt, wusste ich davor noch nicht.

»Und wäre es möglich, noch einen blauen Slush zu bekommen?«, frage ich die junge Dame.

»Du hast aber viel vor.« Sie lacht und schenkt mir einen großen Becher ein. Ich hoffe, es ist Blaubeere, irgendwie habe ich die Sorte gar nicht hinterfragt, sondern nur anhand der Farbe entschieden. Phil tritt von hinten an mich heran.

»Ist ja auch unser erstes richtiges Date, da darf man sich schon mal was gönnen. Aber wie ich sehe, übertreibt meine Freundin gern.« Er lacht und meine Wangen verfärben sich rot. Er hat mich zum ersten Mal in der Öffentlichkeit als seine Freundin betitelt und ich bin mir sicher, wenn ich jetzt den Mund öffne, würden die Schmetterlingsschwärme einfach aus ihm herausfliegen. Ich bezahle mit meiner Karte und wir gehen in den vorgesehenen Kinosaal, nachdem ich noch kurz auf der Toilette war.

»Du hättest nicht so viel kaufen sollen, jetzt fühle ich mich schlecht, weil ich nur die Tickets bezahlt habe.«

Ich sehe Phil an, als hätte er einen Vogel.

»Jetzt hör aber auf, ich weiß doch, wie es ist, und außerdem finde ich es nett, dass du überhaupt die Idee hattest.« Er küsst meine Stirn und greift nach meiner Hand.

»Du bist zu gut für diese Welt«, meint er.

»Und du bist ein Schleimer. Jetzt iss, die Käsesauce ist noch heiß.«

Mein Handy vibriert. Meine Eltern, na da bin ich gespannt. »Essen steht im Kühlschrank für dich. Papa und ich machen uns dann mal einen schönen Abend und gehen noch eine Runde spazieren. Viel Spaß euch Turteltäubchen im Kino. :* Mama« Ich zeige Phil euphorisch die Nachricht und bin überrascht über die neuen Töne meiner Mutter.

»Schau mal, meine Eltern freuen sich, dass wir gemeinsam im Kino sind.« Ich strahle und Phil nickt, sieht aber nicht so glücklich aus, wie ich mich fühle.

»Du hast ihnen schon von mir erzählt?«

Die Freude in meinem Bauch verwandelt sich in Bammel. War es zu früh? Meine Augen weiten sich und ich weiß nicht, was ich antworten soll, also stammele ich nur vor mich hin. Phil bemerkt meine Reaktion.

»Nein, so war das nicht gemeint. Beruhig dich.« Ich habe das Gefühl, kurz nicht im richtigen Takt atmen zu können, also nicke ich nur, als er mir seine Hand auf die Brust legt. »Atme, Prinzessin. Ich meinte nur, weil wir doch mit dem Kennenlernen warten wollten, bis meine Wunden verheilt sind.« Irgendwie habe ich sein blaues Auge und die verkrustete Nase ganz vergessen.

»Alles gut. Sie werden dich nicht gleich am Wochenende zum Frühstück erwarten.« Ich lache, um meine Unsicherheit zu überspielen, und weiß insgeheim, dass meine Eltern sich wahnsinnig darüber freuen würden.

»Weißt du was? Scheiß drauf, frag sie, ob ich am Samstag vorbeikommen darf. Bis dahin sollte das bestimmt gehen.«

Samstag ist in drei Tagen.

»Wirklich?«, frage ich und versuche, meine offensichtliche Begeisterung nicht gleich durch einen Freudentanz zur Schau zu stellen.

»Aber natürlich. Sie sollen nicht denken, dass ich ihnen ihre Tochter wegnehme. Wir sollten vielleicht nur nicht gleich erzählen, dass ich ein armseliger Penner bin.«

Die Worte treffen mich mit der Wucht eines Vorschlaghammers. Ja, bisher habe ich oft das P-Wort im Zusammenhang mit Phil und auch mit Astrid und den anderen gehört. Wenn er selbst aber so abwertend von sich spricht, trifft mich das irgendwie noch mehr.

»Hör auf, so von dir zu sprechen«, sage ich nur, weil ich nicht weiß, wie ich ihm klarmachen soll, dass mich seine Selbstwahrnehmung verletzt. Die Werbung beginnt und ich umklammere Phils Hand fester. Ich hoffe, er weiß, dass er mehr ist, als er gerade gesagt hat. Ich hoffe, ich kann ihn irgendwie unterstützen und ihm klarmachen, dass es egal ist, wo er wohnt. Er ist so viel wert. Er muss nur selbst erkennen, was in ihm steckt. Ich sehe so viel in ihm und werde alles dafür tun, dass er es ebenfalls erkennt.

Als die Lichter ausgehen, bin ich nervös. Nicht wegen des Films, sondern wegen Phil. Er sitzt neben mir und spielt mit meinen Fingern. Die erste Szene flackert über die Leinwand und ich kann kaum hinsehen, weil ich gern Phil anschauen möchte.

Während sich meine Freunde oft das Lachen verkneifen, um andere nicht zu verschrecken, lacht Phil aus voller Kehle. Er bringt mich damit ebenfalls zum Kichern und ab der Hälfte des Filmes lache ich mit ihm, ohne mir Gedanken über die Meinung anderer zu machen.

Ich verfolge die Handlung nicht wirklich, doch wenn ich Phil ansehe und sein Lachen den Saal erfüllt, weiß ich: Das erste

Date hätte nicht besser laufen können. Es ist perfekt.

Als wir aus dem Kino kommen, ist die Welt schon in Schwarz gehüllt. Der Herbst sorgt dafür, dass es draußen um 19 Uhr schon dunkel ist.

»Ich bringe dich bis zur Station. Ruf mich bitte an, wenn du bei dir aussteigst. Wir telefonieren dann, bis du zu Hause bist, okay?«

»Das müssen wir nicht, ich kenne den Weg in- und auswendig.« Er sieht mich an und runzelt die Stirn.

»Bitte tu es einfach, okay? Ich möchte dich nur beschützen.«

Ich nicke und als wir an der Station angekommen sind, haben wir nur drei Minuten, um uns zu verabschieden.

»Ich hab morgen Mittagsschule und muss danach Mathe büffeln. Sehen wir uns vielleicht am Freitag wieder?«

Er nickt. »Klar und Samstag lerne ich dann hoffentlich die Menschen kennen, die dieses wunderschöne Mädchen zusammengebaut haben.«

Ich sehe ihn entrüstet an. »Ich bin doch kein Schrottwichtelprojekt.«

»Stimmt. Du bist einfach perfekt, Prinzessin. Du bist wunderschön und klug. Die Mischung aus den Genen deiner Eltern ist perfekt gelungen, dafür muss ich ihnen danken.« Er zwinkert mir zu.

»Bitte benutz nicht diese Worte, das könnte komisch wirken. Außerdem möchte ich mir nicht vorstellen, wie meine Eltern mich zusammengebaut haben.«

Ich setze den Satz in Gänsefüßchen und Phil fängt herzhaft an zu lachen. Ich verziehe das Gesicht, als ich vor meinem inneren Auge zwei Silhouetten sehe, die kein Werkzeug für mich benötigen.

»Da kommt meine Bahn.« Phil küsst mich und hält dann einen Moment inne. Er sieht mich an und irgendwie fühlt es sich an, als würde er Lebewohl sagen.

Er will sich verabschieden, sagt Saskia und ich schüttele den Kopf. Wieso das denn? Sie spinnt, will mir nur wieder Flausen in den Kopf setzen.

26 – Ein gefallener Vogel

Am nächsten Nachmittag freue ich mich darauf, nach Hause zu kommen. Die Schule war anstrengend. Danach habe ich das Tagebuch abgeholt und kann es nicht erwarten, jetzt hineinzulesen. Von Phil habe ich heute noch gar nichts gehört. Vielleicht ist er einfach im Stress. Gestern Abend hat er auch nicht mehr geschrieben, doch ich sage mir, dass es keinen Grund zur Sorge gibt. Das Netz ist schließlich nicht immer das beste.

Wie jedes Mal wenn ich das Buch, nachdem Phoenix es hatte, in der Hand halte, durchfährt mich ein wohliger Schauer. Es fühlt sich an, als würde er mich in eine Umarmung ziehen – oder sie. Wobei ich das Gefühl habe, dass ein Junge mir schreibt. Ich möchte ihn im nächsten Brief bitten, dass wir uns kennenlernen. Es ist mir total egal, wer er ist, aber ich habe den Drang, ihm zu danken, ihm einfach mal in die Augen zu sehen. Oder ihr, klar. Es wäre schön, zu wissen, wen Bruno verfolgt, und demjenigen eine Umarmung zu schenken, von der ich weiß, dass sie gebraucht wird.

Als ich zu Hause ankomme, ist meine Mutter da. Ich wollte sie ohnehin fragen, ob Phil am Samstag vorbeikommen kann, deshalb nutze ich direkt die Gunst der Stunde, bevor mich der Mut verlässt.

»Na, wie war die Schule, mein Schatz?«, will sie mit einem Lächeln im Gesicht wissen. Sie sitzt auf dem Sofa, die Beine ausgestreckt und schaut irgendeinen Film.

»Alles gut so weit. Wo ist Papa?«, frage ich, weil ich davon ausgegangen bin, dass er diese Woche Homeoffice hat.

»Gerade einkaufen. Wir dachten heute Abend an Lasagne, hast du Lust?«

Mir entgeht nicht, dass mein Vater sich die letzten Tage wieder mehr bemüht. Ich bin wirklich glücklich, dass im Augenblick alles so gut läuft.

»Klar, ich freu mich drauf. Wenn ich helfen kann, gib Bescheid«, biete ich lächelnd an. »Ach so und bevor ich es vergesse: Phil, mein Freund, würde sich am Wochenende gern bei euch vorstellen. Kann er am Samstag zum Frühstück vorbeikommen?« Meine Mutter sieht mich an, ein Lächeln schleicht sich auf ihre Lippen und zugleich kann ich Neugierde in ihrem Blick erkennen.

»Mein Mädchen wird so schnell groß«, seufzt sie und ich werde rot. Wenn es nach mir gehen würde, wäre ich gern schon erwachsen und könnte meine eigenen Entscheidungen treffen. Außerdem würde das mit Phil dann gar kein Problem darstellen. Ich unterdrücke ein Seufzen und sehe meine Mutter nur fragend an.

»Also?«, hake ich nach, weil sie mich noch immer wehmütig ansieht und mir das ein bisschen peinlich wird.

»Klar. So gegen 9 Uhr oder ist euch das zu früh?« Ich zucke mit den Schultern. »Ich habe Spätschicht, deshalb würde mir das gut passen.« Sie lächelt entschuldigend, also nicke ich.

»Ich quatsche mit Phil und sage dir dann Bescheid. Ich geh jetzt Mathe büffeln. Ruf mich einfach, wenn ihr nachher kocht.«

Ich zwinge mich tatsächlich erst dazu, die Übungen zu machen, die ich mir für heute vorgenommen habe. Langsam bekomme ich das Gefühl, sicherer im Schulstoff zu werden, und ich bin happy darüber, dass mir vor allem Phils Ratschläge geholfen haben. Als ich eine Stunde später die restlichen Hausaufgaben erledigt habe, rufen mich meine Eltern. Ich stöhne innerlich auf. Ich hatte mich doch so gefreut, nun Phoenix' Worte zu verschlingen, doch anscheinend muss das noch ein bisschen warten. Ich gehe die Treppenstufen nach unten und finde die beiden in der Küche vor. Sie wiegen sich im Takt der Musik und kurz muss ich an Phil denken. Werden wir später auch so zusammen tanzen? Schließlich haben wir das Frühstück beim letzten Mal wirklich genießen können und ich bin froh darüber, dass wir schon so viele Momente miteinander teilen konnten. Unser Erinnerungsglas füllt sich und ich bin glücklich. Und zwar so sehr, dass ich allein bei dem Gedanken an Phil ein Lächeln auf dem Gesicht habe. Aber wofür ich am meisten dankbar bin? Saskia hält die Schnauze, zumindest in den Momenten, in denen ich bei Phil bin. In diesen Augenblicken ist sie nicht da und ich fühle mich so, als wäre ich endlich wieder Isa. Die Isa, die nicht bei jedem Lächeln darüber nachdenkt, ob es echt aussieht. Ich lächle einfach, weil ich es möchte und es sich gut anfühlt. Alleine dafür bekommt Phil einen Orden.

»Hast du Lust, die Lasagne zu schichten?«, fragt mich mein Vater, als er mich entdeckt, und ich nicke. Schnell wasche ich mir die Hände und stelle mich neben ihn. Es erinnert mich an eine Szene aus meiner Kindheit.

»Papa, weißt du noch, als wir für Mama Kartoffelbrei gemacht haben?«

Ich fange an, die ersten Lasagneplatten in die Auflaufform zu legen, und er gibt eine Kelle Hackfleischsoße darauf.

»Ja.« Er grinst verlegen und Mama kommt mit einem Topf gefüllt mit Béchamelsoße in der Hand dazu.

»Ich erinnere mich auch nur zu gut daran. Grau war er und ihr habt nichts weiter dazu gesagt.«

Als ich ihren empörten Blick entdecke, fangen wir alle gleichzeitig an zu lachen. Der Kartoffelbrei war super, so lange bis uns der Pfeffer reingefallen ist. Er war dann wirklich grau und Mama hat ihn gegessen und fast Feuer spucken müssen, weil er so pfeffrig war.

In diesem Augenblick genieße ich die Zeit mit meinen Eltern, die Gedanken an frühere Tage und die Liebe, die in der Küche herrscht.

Als ich mich später bettfertig mache, schreibe ich Phil noch kurz eine Nachricht, doch es erscheint nur ein Haken. Das bedeutet, dass er derzeit keine Internetverbindung hat. Ich seufze. Ich hätte heute gern mit ihm gesprochen. Bevor ich mich jetzt allerdings von der Tatsache herunterziehen lasse, dass ich nicht immer mit Phil reden kann, wenn ich ihn brauche, nehme ich das Tagebuch in die Hand. Es kribbelt in meinem Bauch und ich schließe kurz die Augen, um in mich zu gehen, bevor ich es öffne. Ab in die Welt der Ehrlichkeit.

»Isa. Zuerst einmal möchte ich dir deine größte Angst nehmen: Ich bin gerade erst volljährig geworden – na gut vor einem Jahr – und somit kein Opa, der dich in seine Gedanken mitnimmt. Aber es gefällt mir, dass du von mir beeindruckt bist. Es gefällt mir zu gut und das ist der Grund, warum das mein letzter Brief sein wird. Das Ganze ist zu persönlich geworden. Bruno schläft wieder täglich bei mir und erdrückt mich. Ich kann nicht zulassen, dass dich meine Hitze mit in die Hölle zieht. Bei mir wird es zu eng und für eine zweite Person ist kein Platz. Außerdem habe ich Angst, dass du nicht loslassen kannst. Du solltest keinem fremden Menschen deine Nummer geben, Isa. Das ist gefährlich.
Es tut mir weh, und zwar in jeder Faser meines Körpers, dass ich dich bitten muss, mich und Bruno in Ruhe zu lassen. Es ist meine Schuld, dass ich dir Zeit gestohlen habe. Niemals hätte ich das Tagebuch für meinen Seelentanz benutzen dürfen, weil ich dich damit beeinflusse.
Versteh mich nicht falsch: Saskia ist ein absolutes Miststück und ich könnte dir ewig zuhören, wie du über sie redest. Aber es tut mir nur noch mehr weh, weil ich dich nicht retten kann. Ich bin nicht in der Lage dazu, weil ich ebenfalls allein auf einem Scheiterhaufen sitze. Ich bin nicht gut für dich, Isa.
Weißt du, wie mein Tag heute gestartet ist? Ich saß auf meiner Matratze, habe über die Welt nachgedacht und wieder wurde ich

von der Realität überrannt. Sie hat mich einfach überfahren wie ein Zug und für einen Moment war alles schwarz. Ich weiß, dass ich nicht gut genug für so ein tolles Mädchen wie dich bin. Ich kann dir auch nicht die Wahrheit sagen, weil du mir dann nie verzeihen könntest.

Jetzt habe ich mich in meinem inneren Tunnel versteckt und bei jedem Knall schreit Bruno, dass wir abhauen müssen. Aber der Schmerz ist gut. Es ist in Ordnung, Panik zu haben, weil es mal etwas anderes ist. Manchmal macht mir die Leere Angst, wenn ich nicht wirklich etwas fühle. Deshalb ist die Panik, die immer öfter kommt, ein ganz anderes Gefühl. Ich muss mich meiner Angst stellen und kann nicht auch noch für dich Verantwortung übernehmen. Ich muss gehen, bevor du herausfindest, wer ich bin. Ich muss abhauen, bevor du die Dämonenküsse spürst, die Bruno mir gibt. Du bist nicht allein, Isa, und ich kann dir nur sagen, dass du Hilfe brauchst, die ich dir nicht geben kann.

Es wird dauern, bis du mir verzeihen kannst, mir als Phoenix, aber es würde noch viel länger dauern, bis du mir im wahren Leben verzeihen würdest. Deshalb: Leb wohl, Isa. Bitte werde glücklich.

Saskia? Sei nicht traurig, dass ich dich nicht mit Bruno verkuppeln konnte. Du bist ein Miststück und ich bitte dich nur um eines: Lass Isa in Ruhe! Und wenn du Bruno kennenlernen willst, komm zu mir. Ich halte das aus und wenn nicht, ziehe ich dich mit in meine Dunkelheit.

Die Finsternis hat mich eingeholt, Isa, und es ist an mir, dich vor ihr zu beschützen. Danke, dass du für diese Zeit mein Licht warst. Danke, dass du mich davor bewahren wolltest, durchzudrehen, aber Bruno ist zu stark. Die Ereignisse sind zu schwerwiegend und zu präsent in meinem Leben.

Ich hätte schon vor einer Seite aufhören sollen zu schreiben. Kennst du das Gefühl, wenn du weißt, dass etwas die richtige Entscheidung ist, aber sie dein Herz herausreißt, weil es so weh tut? Mir ist klar, dass ich dich nicht nur als Phoenix verliere. Das

zwischen uns ist so viel mehr als nur ein paar ausgetauschte Briefe. Du bist so viel mehr als nur ein normales Mädchen, Isa.
Du bist die Königin in meinem fucking Universum. Du bist meine Welt, okay? Und jetzt muss ich diese verlassen, um mich der Finsternis zu stellen.
Ich vermisse dich schon jetzt mit jeder Faser meines Körpers. Du bist alles für mich, Isa. Bitte denke nicht, dass du nicht genug warst. Ich war nicht genug, um dir gerecht zu werden. Ich war zu wenig für dich.

Ein allerletztes Mal.
Dein Phoenix.
PS: Oma hätte dich geliebt, Isa. Ich weiß es genau.

Wenn dieser Tag schon schlecht gestartet wäre, würde dieser Schlag jetzt nicht mehr so wehtun. Aber weil er okay war, fühlt es sich an, als hätte man mir in die Magengrube geboxt und wäre anschließend, als ich zu Boden gegangen bin, noch einmal über mich drüber gelaufen. Meine Welt hört auf sich zu drehen und während Phoenix denkt, dass ich nicht in seine Dunkelheit gehöre, hat er keine Ahnung, dass er mich jetzt meiner eigenen überlässt. *Nicht einmal einem anderen Komischen bist du genug,* brüllt Saskia mich an. Erst als meine Eltern die Tür aufreißen, wird mir bewusst, dass es nicht Saskia ist, die schreit, sondern ich.

27 – Wenn Licht erlischt

Als ich am nächsten Morgen aufwache, liegen meine Eltern noch in meinem Zimmer. Meine Mutter hält meine Hand und kauert neben meinem Bett, halb auf der Matratze, halb auf dem Boden. Mein Vater sitzt auf dem Schreibtischstuhl und scheint gerade eingenickt zu sein. Ich weiß nicht, wann ich aufgehört habe zu schreien, aber heute bin ich mir nicht sicher, ob ich überhaupt einen Ton rausbekomme. Ich erinnere mich nur schemenhaft an den gestrigen Abend. Ich weiß lediglich, dass mir jeder Atemzug wehtut, weil ich mich ohne Phoenix so unvollständig fühle. Ich habe immer wieder geflüstert, dass er mich verlassen hat, und ich bin mir sicher, dass meine Eltern denken, es läge an Phil und dass ich meinen ersten Liebeskummer durchlebe. Es ist noch viel schlimmer. Der Mensch, den ich sofort als meinen Seelenverwandten bezeichnen würde, hat mich einfach weggeworfen wie einen angebissenen Apfel. Ich fühle mich benutzt, bin fassungslos und gleichzeitig durchdringt mich eine solche Sorge, dass ich nicht weiß, wie ich je wieder an etwas anderes als an Phoenix denken soll. Was habe ich nur falsch gemacht, dass er mich jetzt einfach verlässt? Warum bin ich nicht gut genug?

Ein Schluchzen entkommt meiner Kehle und sofort sind meine Eltern hellwach. Ich liebe sie dafür, dass sie nichts sagen. Meine Mutter rafft sich auf und umarmt mich, mein Vater setzt sich ans Fußende und streicht beruhigend über meine Beine. In diesem Moment sind die beiden meine Superhelden, die meine Welt, die gerade dabei ist zu zerfallen, retten.

Die Sonne steht hoch am Himmel, als ich schließlich die Augen aufmache und in den Tag starte. Meine Mutter hat sich irgendwann mit sorgenvoller Miene zur Arbeit verabschiedet. Mein Vater sitzt noch immer an meiner Bettkante, auch als ich ihn jetzt müde ansehe. Wenn ich nicht zu schwach wäre, würde ich ihn anlächeln, doch aktuell ist selbst Luft holen anstrengend.

»Was soll ich tun?«, haucht er und es ist das allererste Mal, dass ich Unsicherheit in seiner Stimme bemerke. Er sitzt vor seiner Tochter, die total durchgedreht ist, und auf irgendeine verkehrte Weise mag ich es, dass er gerade nicht weiß, wie er reagieren soll. Warum? Weil ich dadurch merke, dass ich nicht die Einzige bin, die manchmal die Kontrolle verliert und nicht weiterweiß.

Ich sehe meinen Dad an und irgendetwas an ihm sagt mir: Jetzt raus damit. Also erkläre ich ihm alles. Ich erzähle ihm von Phoenix, von dem verlorenen Tagebuch, wie ich deshalb durchgedreht bin und dabei Phil kennengelernt habe. Ich lasse kaum ein Detail aus und erzähle ihm sogar von Saskia. Ich merke richtig, wie mein innerer Dämon dabei aufschreit und versucht, mich zu verschlingen. Er hört erst auf, als ich meine Erzählung beende, mich aber nicht traue meinen Vater anzusehen. Die Tränen kullern dauerhaft, ich bin heiser und fühle mich gleichzeitig mindestens 4 Kilogramm leichter, weil der Stein in meinem Magen kleiner geworden ist. Weil ich mich endlich jemandem mitgeteilt habe. Für einen kurzen Moment spüre ich das Cape um meine Schultern, das zeigt: Ich bin eine Superheldin.

Mein Vater schweigt lange. Wahrscheinlich fehlen ihm genauso die Worte wie mir, ehe ich es einfach hinausgebrüllt habe. Irgendwann legt er die Arme um mich und wiegt mich wie damals, als die Sorgen noch klein und unbedeutend waren. Er hält mich einfach fest und flüstert immer wieder, wie leid es ihm tut. Es bringt nichts, ihm zu sagen, dass es okay ist. Immerhin hat er gerade erfahren, dass seine Tochter depressiv ist und an Angststörungen leidet. Welche Eltern könnten sich dabei gut fühlen? Trotzdem flüstere ich: »Es ist nicht deine Schuld.« Papas Tränen auf meinen Fingern sind warm, genau wie seine Umarmung. Schon jetzt tut es mir weh, dass ich mein Leid mit ihm geteilt habe. Nun sitzen wir beide hier und ich habe meinem Vater wehgetan. Ich bin eine Idiotin.

Irgendwann haben wir uns so weit beruhigt, dass ich es wenigstens kurz allein auf die Toilette schaffe und wir uns dann still im Wohnzimmer treffen.

»Warum hast du nicht früher etwas gesagt?«, fragt mein Vater, während er mir eine Wasserflasche reicht, um eine Dehydrierung zu verhindern. Meine Finger zittern, als ich den Deckel aufschraube und einen Schluck zu mir nehme. Kennst du das, wenn dein Magen so leer ist, dass du jeden einzelnen Tropfen spürst, der auf deine Magengrube trifft?

»Ich konnte nicht. Es war, als wären meine Worte nicht genug, um zu beschreiben, was ich fühle«, fange ich an. »Außerdem wollte ich euch nicht belasten. Ihr arbeitet so viel und so hart, um mir ein schönes Leben zu ermöglichen, da fand ich es unfair, euch auch noch meine Sorgen auf den Buckel zu binden.«

Mein Vater sieht mich mit ungläubiger Miene an.

»Das denkst du nicht wirklich, oder? Du bist unsere Tochter, Isa. Du bist der Mittelpunkt unserer Welt und nichts wird je so wichtig sein wie du.«

Er schluckt und ich habe ihn noch nie so viel weinen sehen wie heute. »Es tut mir leid, Isa. Ich hoffe, du kannst uns eines Tages verzeihen«, krächzt er und ich gehe auf ihn zu. Die Wasserflasche ist vergessen und ich kuschele mich an ihn.

»Euch muss nichts leidtun.« Ich halte einen Moment inne. »Ich habe noch mal über Phoenix' Worte nachgedacht. Ich glaube, es geht ihm überhaupt nicht gut und er könnte etwas Dummes tun. Ich muss ihn finden. Das verstehst du, oder?«

»Die Person braucht dringend Hilfe und laut deiner Erzählung müssen wir schnell handeln, bevor er oder sie großen Mist baut.«

Ich nicke und mein Kampfgeist sorgt dafür, dass ich die Schwäche für einen Moment vergesse.

»Aber wo soll ich nur anfangen?«, frage ich.

»Ich weiß es nicht, hast du irgendwelche Anhaltspunkte?« Ich schüttele den Kopf.

»Frag doch mal deinen Phil. Er hat das erste Buch gefunden.«

Ich nicke. Das ist eine gute Idee. Ich bin meinem Vater in diesem Moment so dankbar dafür, dass er heute bedingungslos für mich da ist. Auf einmal sind die vergangenen Tage vergessen.

Ich rufe Phil an, doch er geht nicht ran. Er sollte eigentlich nicht mehr in der Schule sein. Zumindest kann ich das seinem Stundenplan entnehmen, den er mir mal geschickt hat, damit wir unsere Treffen abstimmen können. Ich bin heute zu Hause geblieben, denn meine Eltern haben mich zum Glück für den Rest der Woche krankgemeldet. Saskia hat selten so zugeschlagen wie in dem Moment, als ich erfahren habe, dass Phoenix mich verlassen hat. Allein bei dem Gedanken an ihn wird mir das Herz schwer und ich kann nicht atmen. Also versuche ich, mich zu beruhigen. Kogong. Kogong. Es schlägt noch und ich muss mich konzentrieren. Sonst kann ich nicht herausfinden, wer Phoenix ist und wie ich ihm helfen kann.

Warum kann ich Phil nur nicht erreichen? Woran liegt es, dass er auf keine meiner Nachrichten oder Anrufe reagiert? Schließlich fällt es mir wie Schuppen von den Augen, dass Leon etwas angedeutet hatte. Phil ist angeblich ein Lügner – oder wie war das noch mal? Ich versuche, mich an seine Worte zu erinnern, doch bekomme sie nicht mehr zusammen. Niemals hätte ich gedacht, jemals wieder seine Nummer zu wählen. Eigentlich habe ich immer gern mit Leon telefoniert. Es ist komisch, wie schnell sich das verändert hat, obwohl er mir mal so viel bedeutet hat. Meine Finger zittern, als ich auf den Namen meines ehemaligen besten Freundes in meinen Kontakten drücke.

»Isa?« Ich höre Verwunderung in Leons Stimme und bilde mir ein, dass er sogar ein wenig selbstgefällig klingt.

»Was meintest du mit Phil damals auf dem Schulhof?«

Ich höre ihn lachen und schlucke. Seine Stimme wird gehässig.

»Wenn du wissen willst, was für ein Lügner hinter deinem tollen Phil steckt, komm in die Schule auf den Pausenhof.«

»Es ist sehr wichtig. Außerdem bin ich krank, ich kann nicht kommen. Sag es mir einfach.« Meine Stimme zittert ebenfalls und dafür hasse ich mich in diesem Moment. Leon legt einfach auf und ich bleibe ohne Antwort zurück. Ich bin so wütend auf ihn, weil er mit dieser Situation spielt und mich vorführt. Bei jeder Vibration meines Handys warte ich darauf, dass er es ist, doch er schreibt nicht. Außerdem wähle ich immer wieder seine Nummer, doch er reagiert nicht.

»Iss eine Kleinigkeit.« Ich habe gar nicht bemerkt, dass mein Papa das Wohnzimmer verlassen hat, bis er eine Instant-Nudelsuppe vor mir abstellt. »Ich wollte dich nicht lange alleine lassen und die magst du doch so gern«, meint er mit einem Lächeln und ich schenke ihm ein kleines zurück.

»Danke, Papa.«

Ich benutze den Löffel, den er mir hingelegt hat und esse einen Bissen.

Mein Handy vibriert und ich sehe auf den Bildschirm.

»Ich denke, du solltest mit deinem Freund reden. Wusstest du, dass die Namen Phoenix und Philipp gleich viele Buchstaben haben und sogar gleich anfangen? Du bist blind, Isa.«

Erst glaube ich Leon nicht, doch als ich das Bild sehe, das er mitgeschickt hat, bleibt meine Welt schon wieder stehen. Ich erkenne diesen Hoodie, die ausgelatschten Chucks und beim Heranzoomen sogar den kleinen Riss am hinteren rechten Oberschenkel der Jeans wieder. Die Person auf dem Foto bückt sich und legt ein Buch ab. Das Tagebuch am blauen Kikaninchen. Wie kann er mir das antun?

28 – Verrat, der schlimmste Schmerz

Leon bombardiert mich mit Nachrichten und ich antworte ihm nicht. Gerade bin ich nicht in der Lage, an irgendetwas anderes zu denken, außer an Phil, Phoenix oder wie auch immer ich ihn nennen soll. Etwas beschäftigt mich ebenfalls: Wie sehr hat Leon uns nachgestellt und gestalkt? Das muss auf jeden Fall noch Konsequenzen haben, keine Frage, aber gerade gibt es Dringenderes.

»Phil ist es. Er ist Phoenix und hat mir indirekt gesagt, dass er geht. Keine Ahnung, ich muss zu ihm«, krächze ich meinem Vater entgegen. Er schaut mich kurz geschockt an, fragt aber nicht weiter nach, sondern beschließt: »Wir fahren zusammen.«

Ich schlucke. Das geht nicht, ich muss Phil allein finden, schauen, wie schlimm die Situation ist.

Bevor mein Vater widersprechen kann, bin ich schon auf dem Weg zur Tür. Es tut mir leid, dass ich abhaue, ohne ein weiteres Wort zu sagen oder ihm die Chance zu geben, zu widersprechen. Ich habe keine Zeit, mir um ihn Gedanken zu machen. Außerdem würde er mich nach dem, was er erfahren hat, niemals alleine loslassen. Ich muss Phil aber den Kopf abreißen und dafür sorgen, dass Phoenix sich nichts antut. Ich schaffe es noch nicht, die beiden Personen zu einer zusammenzufügen. Außerdem weiß ich nicht, ob ich wütend sein soll oder total besorgt.

Die Bahn kommt nicht pünktlich und mit jeder Sekunde, die verstreicht, werde ich nervöser. Mein Magen verkrampft sich und ich muss innehalten, weil die Schmerzen mich zu übermannen drohen. Ich schlucke meine Wut hinunter und jetzt ist es nur noch Sorge, die sich in mir ausbreitet. Als die Straßenbahn endlich einfährt, zieht sich die Fahrzeit wie Kaugummi und ich werde mit jeder Minute nervöser. Ich versuche, Phil zu erreichen, doch sein Handy ist aus. Ich hoffe, er ist in der Lagerhalle. Da werde ich als Erstes nachschauen. Wenn er dort nicht ist, werde ich Erfurt umkrempeln, bis ich ihn finde. Entweder umarme ich ihn dann oder ich erwürge ihn, ich weiß es noch nicht.

Als ich an der Lagerhalle ankomme, ist mein Magengrummeln ins Unermessliche gestiegen. Meine Finger zittern und Saskia hat es sich gemütlich gemacht und drangsaliert mich die ganze Zeit. Sie schreit mich an, bevor sie mich in die Ecke drängt und mich zu erdrücken droht. Ich öffne das Tor und blicke direkt in Astrids Richtung, deren Matratze normalerweise neben der von Phil liegt. Doch wo sonst sein Rucksack und sein Schulzeug sind, ist nichts. Ich blicke Astrid an, Tränen verschleiern meinen Blick und meine Kehle ist wie zugeschnürt.

»Er ist weg, Mäuschen«, murmelt sie und sagt damit die Worte, vor denen ich mich gefürchtet habe. Der Vorhang vor meinen Augen geht zu und ich wimmere, als mir bewusst wird, was das bedeutet. Nicht nur Phoenix ist gegangen, sondern auch Phil. Anscheinend ist das der Beginn von unserem Ende, obwohl wir gerade erst unseren Anfang gefunden haben. Alles in mir schmerzt und Astrid öffnet einladend die Arme. Ich kuschele mich hinein und in diesem Moment gibt sie mir den Trost, den mein zerbrochenes Herz gerade braucht.

»Er hat heute Morgen sein ganzes Zeug mitgenommen. Er war so anders«, haucht sie und streicht dabei beruhigend über meinen Kopf. Ich umklammere sie, als wäre sie mein Rettungsanker, und das ist sie gerade auch.

»Er hat wahnsinnig verzweifelt, fast panisch auf mich gewirkt. Ich bin nicht an ihn herangekommen«, murmelt sie und ich denke nach. Wo würde ich hingehen, wenn mir die Welt zu laut wäre?

Ich muss an unsere Briefe denken. Wir haben immer einen bestimmten Treffpunkt gehabt: die KIKA-Figuren – und es wären noch welche übrig. In seinem letzten Notizbucheintrag waren keinerlei Hinweise zu entdecken, aber es ist meine einzige Hoffnung, ihn zu finden. Wenn man etwas verlässt, das man eigentlich nicht verlassen will, kehrt man unbewusst dahin zurück.

»Ich muss ihn finden«, sage ich und mein Kampfgeist besiegt Saskia. Phil befindet sich gerade in seinem eigenen Horrorfilm. Der Axtmörder heißt Bruno und bevor er ihn erreicht, muss ich Phil finden.

»Du schaffst das. Ich glaube an eure Liebe.«

In diesem Moment erinnert mich Astrid so sehr an meine Oma, dass ich ihr einfach sagen muss: »Ich hab dich so lieb.«

Die einzelne Träne auf ihrer Wange sagt mehr als tausend Worte und sie sieht mich an. Der Glanz in ihren Augen ist voller Liebe und als ich gehe, fühle ich mich ein bisschen besser.

Wir haben uns an fünf von den sechzehn KIKA-Figuren getroffen. Also nicht richtig, aber es war trotzdem irgendwie immer unsere Base. Wir sind an der Maus gestartet, haben Bernd dem Brot ins Gesicht gesehen, sind mit dem Goldenen Spatz geflogen, bevor uns das Sandmännchen in den Traum geschickt hat. Dann haben wir mit dem Kikaninchen gesungen und jetzt sind noch so viele Stationen offen. Ich werde bei denen in der Stadt starten. Ich blicke auf die Navigations-App in meinem Handy, um herauszufinden, was in der Nähe ist. Zehn Minuten entfernt steht die Tigerente. Sie ist mitten in der Stadt, aber ich muss es versuchen. Ich raffe mich auf, wische mir mit dem Handrücken die Tränen von den Wangen und lege mir meine durchsichtige Kriegsbemalung an.

Ich werde weder Phoenix noch Phil aufgeben. Weil Phil es die ganze Zeit nicht getan hat, fange ich jetzt nicht damit an. Genau jetzt ist die Zeit gekommen, für ihn zu kämpfen.

Ich werde dich finden, Phil, und dann rette ich dich, genau wie du mich.

29 – So schnell wie der Blitz …

»O Bär«, sagte der Tiger, »ist das Leben nicht unheimlich schön, sag!«

»Ja«, sagte der kleine Bär, »ganz unheimlich und schön.« Und da hatten sie verdammt ziemlich recht.

Post für den Tiger von Janosch

Es fällt mir schwer, nicht zu rennen, und ich bereue es, dass ich mein Fahrrad zu Hause gelassen habe. Ich laufe in zügigen Schritten. Da ich noch keine Ahnung habe, wie viele Stopps ich brauche und ob ich Phil überhaupt finde, muss ich mir meine Kräfte einteilen. Während ich also durch die Innenstadt hetze, die bei diesem schmuddeligen Wetter, nicht wirklich belebt ist, rufe ich Phil andauernd an. Ich bin froh, eine Flatrate für Nachrichten zu haben, denn nach jedem gescheiterten Versuch, ihn zu erreichen, sende ich ihm eine. Er hat ja nur im öffentlichen Netz WLAN und da bei WhatsApp nur ein Haken erscheint, ist es sinnlos, ihm darüber zu schreiben.

»Melde dich bei mir«, flehe ich ihn an.

»Ich bin für dich da«, teile ich ihm mit, doch natürlich bekomme ich keine Antwort. Ich bin haarscharf davor, die Polizei zu informieren, aber vermutlich reagiere ich über. Ich bin emotional zu sehr in die Sache verwickelt und wahrscheinlich würde man mich auf der Dienststelle nur ansehen wie Meister Yoda, wenn er im Supermarkt einkaufen gehen würde.

Als die Tigerente, die eine der weitaus kleineren Figuren ist, in mein Blickfeld kommt, bin ich panisch, weil ich Phil nirgends entdecke. Irgendwie habe ich es aber auch geahnt, natürlich sitzt er nicht mitten in der Stadt auf der Tigerente und ist am Verzweifeln. Trotzdem gehe ich zu der Ente, die mich durch meine Kindheit begleitet hat.

Ich sehe wieder in der App nach. Pittiplatsch wäre das nächste Ziel, vielleicht habe ich ja dort Glück. Immerhin sitzt die Figur auf einer Bank, da wäre das Nachdenken schon leichter. Als ein Kind auf die in die Jahre gekommene Tigerente zurennt, um auf ihr zu spielen, streiche ich ihr noch mal über den Kopf. »Du machst das toll, Ente«, sage ich lächelnd ich und eile anschließend in Richtung Rathausbrücke.

In meiner Angst um Phil fällt mir ein, ich könnte Bettina anrufen. Vielleicht hat sie etwas von Lila gehört. Da es noch einige Meter bis zur Rathausbrücke sind und der Nebel in der Stadt immer dichter wird, ziehe ich mein Handy hervor und wähle ihre Nummer.

»Na, geht's dir besser?«, begrüßt sie mich. Kurz bin ich verwirrt. Doch klar, ich war ja heute nicht in der Schule. Meine Freunde denken, ich bin krank. Irgendwie bin ich das auch, aber der Zusammenbruch von gestern Abend, der noch keine 24 Stunden her ist, fühlt sich an, als wären Wochen vergangen.

»Alles gut. Hast du heute schon was von Lila gehört?« Ich höre ein Kichern im Hintergrund und schon ist meine Frage beantwortet.

»Honey, ich glaube, Isa will dich sprechen.« Mir entgeht der Kosename nicht, doch gerade dreht sich in meinem Kopf alles nur um Phil, weshalb ich lieber nicht nachhake. Wenn ich jetzt danach frage, kann ich der Geschichte der beiden nicht die Aufmerksamkeit schenken, die sie verdient. Also schweige ich. Ich höre ein Schmatzgeräusch, das ich eindeutig als Kuss identifiziere, und verziehe kurz vor Schmerz das Gesicht. Werde ich je wieder in den Genuss kommen, Phils Lippen zu spüren? Wird er wirklich unsere Geschichte beenden, noch bevor wir den ersten Satz geschrieben haben?

Ich schlucke: *Nicht weinen, Isa, kämpfen.*

»Hey Isa. Was ist los?«, erkundigt sich Lila und ich atme tief durch.

»Hast du etwas von Phil gehört?«, frage ich und der Knoten in meinem Magen wird immer fester. Er zieht sich ganz zusammen als sie verneint.

»Ich war gestern das letzte Mal in der Halle, heute hatte ich ein Vorstellungsgespräch und –« Ich unterbreche sie, auch wenn es unhöflich ist. Ich habe keine Wahl, denn Pittiplatsch ist in meinem Blickfeld erschienen und irgendeine Gestalt sitzt neben der kleinen Figur auf der Bank.

»Es tut mir leid, Lila. Ich melde mich, sobald ich Phil gefunden habe«, hauche ich noch, bevor ich auflege. Meine Schritte beschleunigen sich von selbst und die Hoffnung, die in mir aufkommt, erinnert an eine Orchidee. Wunderschön anzusehen, doch total empfindlich und leicht kaputtzumachen. Ich schreie Phils Namen, als ich nur noch ein kleines Stück entfernt bin, doch bekomme keine Reaktion. Die Hoffnung verblüht in mir. Trotzdem recke ich mein Kinn und gehe auf die Bank zu. Die Gestalt erhebt sich und hält einen Gehstock in der Hand. Von Weitem habe ich nur Umrisse gesehen, doch jetzt erkenne ich einen alten Herrn mit Zeitung, der mich ansieht.

»Tut mir leid, junge Dame, aber ich scheine nicht der zu sein, den du suchst.«

Er tätschelt mir die Schulter, bevor er weggeht. Ich setze mich auf die Bank und sehe auf die Gera, den Fluss, der durch Erfurt führt. Gerade würde ich alles dafür tun, um einfach mit dem Wasser strömen zu können. Ich lehne meinen Kopf an den von Pittiplatsch, als mein Handy klingelt. Die Orchidee will schon wieder aufblühen, doch vergeht direkt, als ich »Papa« auf dem Display lese. Ein Seufzen entfährt meiner Kehle, bevor ich rangehe.

»Ja?«, frage ich und höre seine besorgte Stimme.

»Alles okay? Hast du ihn gefunden? Wenn du noch einmal ohne jedes weitere Wort abhaust, bekommen wir ein Problem, Fräulein. Ich mache mir Sorgen um dich.«

Es tut weh, dass ich seine Frage nicht positiv beantworten kann, obwohl ich mir nichts sehnlicher wünsche. Seine Moralpredigt ignoriere ich, obwohl ich ihn verstehen kann.

»Nein. Ich gehe gerade alle möglichen Stationen ab, doch eigentlich habe ich keine Ahnung, wo ich anfangen soll, Papa.« Jetzt, wo ich ausspreche, was mein Innerstes bewegt, wird die Kälte in mir größer und die Hoffnungslosigkeit wächst.

»Isa, er hat dir in einer Phase deines Lebens geholfen, in der wir nicht einmal bemerkt haben, dass etwas nicht stimmt. Du wirst ihn finden. Ich fahre los, um dir zu helfen. Wie sieht Phil denn aus?«

»Er trägt meistens eine Mütze, ist circa drei Köpfe größer als ich. Warte ...« Mir fällt das Foto vor Bernd dem Brot ein. »Ich schicke dir per Whatsapp ein Bild von ihm und meinen Standort.« Ich denke kurz nach, dann füge ich hinzu: »Kannst du mal nachschauen, ob er bei uns in der Gartenhütte ist?«

»Alles klar, mache ich«, erwidert Papa, ohne Fragen zu stellen.

Ich kann hören, dass er sich direkt auf den Weg macht. Kurz bleibe ich stehen, um ihm das Foto zu senden, er antwortet mit einem Daumen nach oben. Ich kann nicht glauben, dass ich die Hütte, in der wir gemeinsam gelesen haben, bisher außer Acht gelassen habe. Ich bin Papa so dankbar, dass er den Ernst der Lage erkannt hat und mir bedingungslos hilft. Mein Herz quillt über vor lauter Emotionen. Es sind gerade so viele unterschiedliche: Liebe für meine Eltern, Wut auf Phil, weil er mich belogen hat, und gleichzeitig Sorge um ihn, weil mir mein Bauchgefühl sagt, dass er sich etwas antun will. Außerdem ist da ja auch noch Saskia, die ich nicht einfach mit einem Fingerschnippen wegzaubern kann.

Ich wäre für eine Zaubershow, in der nicht das Kaninchen im Hut ins Nirvana gejagt wird, sondern Bruno und Saskia. Ich würde meine gesamten Ersparnisse für diesen Trick ausgeben.

Die Realität ist nur leider keine Zauberwelt, auch wenn man manchmal denkt, dass in Hogwarts alles besser wäre. Oder bei Winnie Pooh, dabei ist der Esel I-Ah wohl das erste offensichtlich depressive Tier. Nur spricht niemand darüber und genau das muss geändert werden. Tabuthemen formen sich nur, wenn darüber geschwiegen wird. In diesem Moment formt sich in mir etwas Neues. Etwas, wovon ich dachte, es wäre nicht mehr in mir drin. Mein Kampfgeist schickt Saskia endgültig in ihre Ecke des Boxkampf-Rings und ich stehe keinem Gegner mehr gegenüber. Es fühlt sich fast an, als hätte ich das letzte Puzzleteil gefunden, um Saskia fertigzumachen: Kampfgeist.

Saskia in der Ecke liegen zu sehen, sorgt für ein anderes Gefühl in mir: Ich werde in Zukunft für mich einstehen. Nur so kann meine Stimme laut genug werden, dass ich auch anderen helfen kann.

»In der Hütte ist er nicht«, schreibt mein Dad.

»Okay«, antworte ich nur, weil ich nicht in der Lage bin, mehr zu sagen.

»Ich suche jetzt die Stadt ab«, lese ich noch, bevor ich das Handy wegstecke.

Die Figuren weiter abzugehen macht keinen Sinn, es würde zu lange dauern. Es sind noch zu viele. Eine letzte Idee habe ich allerdings noch und das ist ein kleiner grüner Drache, der auch nie gedacht hätte, irgendwann Feuer spucken zu können. Wir alle starten mit einem kleinen Funken, bis eine Flamme entsteht, dauert es seine Zeit.

Ab zu Tabaluga.

30 – Die Hoffnung, so zart

»Merk dir eins: Ich bin überall da, wo du mich nicht erwartest, aber niemals da, wo du mich suchst.«

Die 13 ½ Leben des Käpt'n Blaubär von Walter Moers

Laut Navigationsgerät befindet sich die Figur von Tabaluga am Hirschgarten und ist 650 Meter von Pittiplatsch entfernt. Ich lasse es wieder bei Phil klingeln und lege auf, als ich die Mailbox anspringen höre. Ich schlucke, ich bin eine Kämpferin, deshalb fange ich jetzt nicht an, die Hoffnung aufzugeben. Phil ist so viel für mich und er braucht mich, auch wenn er es gerade noch nicht ahnt. Außerdem liebt man einen Menschen am allermeisten in den Momenten, in denen er sich selbst gar nicht leiden kann. In diesem Augenblick ist es umso wichtiger, dem Gegenüber bewusst zu machen, dass er nicht allein ist. Denn gerade ist das Phils Problem. Er steckt in seinem Treibsand und kommt nicht heraus, weil er vor lauter Panik zappelt. Ich stecke oft genug selbst darin fest, deshalb verstehen wir uns vielleicht auch so gut und sind auf einer Wellenlänge, weil das sonst niemand nachvollziehen kann. Phil ist so viel mehr als meine erste Liebe, er ist die Rettung, die ich gebraucht habe. Er ist mein Leuchtturm auf dunkler See, der mir den Weg weist. Ich habe die Ahnung, dass ich ihn finde, weil er mein Seelenverwandter ist. Wie sonst wäre es möglich gewesen, dass das Leben uns aufeinander zu schwemmt, obwohl wir beide nicht schwimmen können? Warum hätte uns das Schicksal sonst diese kleine Nussschale als Rettung vor dem Ertrinken auf unseren Fluss gelegt?

Wie sagt mein Papa immer: »Alles im Leben hat einen Grund, Isa. Deshalb verschließe niemals deine Augen, wenn sich eine neue Tür öffnet, es könnte die wichtigste sein.«

Ich reiße die Augen ein Stückchen weiter auf und hoffe, dass ich bald wieder das Licht des Leuchtturms entdecke, sodass ich meinen Kapitän finden kann. Er braucht mich und hört meine Schreie nicht.

Es hat angefangen zu nieseln, der Herbst zeigt sich von einer seiner schmuddeligen Seiten. Der Nebel wird immer dichter, langsam wird es dunkel und wenn ich Phil nicht in den nächsten zwei Stunden gefunden habe, muss ich wirklich die Polizei einschalten. Ich ziehe meinen Schal fester und die Beanie über meine Ohren. Ich bin mittlerweile bei einer dreistelligen Ziffer an Anrufen angekommen und weiß langsam nicht mehr, was ich Phil schreiben soll. Deshalb bin ich auf Punkte umgestiegen. Hauptsache, er weiß, dass ich da bin, wenn er mich braucht.

Ich war noch nie am Hirschgarten, nur in der Schule wird manchmal darüber erzählt, schließlich ist er die erste Grünanlage Erfurts und hat Ähnlichkeit mit einem Park. Er befindet sich in der Altstadt und da bin ich nicht so oft. Deshalb kenne ich auch Tabaluga noch nicht. Ich schließe kurz die Augen, als ich bei dem grünen Drachen stehe und Phil nicht entdecke. Ich kann die Kälte spüren, sehe Arktos den Schneemann vor mir auftauchen, der mich mit seinem bösen Lächeln vertreiben will. Tabaluga eilt zur Rettung und fast fühlen sich die Regentropfen auf meinem Gesicht an wie fallende Schneeflocken. Ich erlaube mir ein Schluchzen und lege meine Hand auf der nassen Figur ab.

»Bitte, gib mir doch irgendein Zeichen. Ich bin verliebt in dich, mittlerweile ist es mir sogar egal, dass du gelogen hast«, sage ich die Worte, die ich viel lieber an Phil richten würde. Meine Lunge brennt, weil es so kalt ist und das Atmen anstrengender wird. Außerdem will sich Saskia wieder an meinem Kampfgeist vorbeidrängeln. Ich setze mich auf den nassen Boden vor den Drachen, der einem immer Hoffnung macht.

»Wie hast du dein Feuer gefunden, hm?«, murmele ich und als Passanten vorbeilaufen, höre ich sie tuscheln. Es ist das erste

Mal, dass es mir egal ist, was sie von mir denken. Sollen sie doch meinen, dass ich verrückt bin, weil ich mich mit einer Drachenfigur unterhalte.

Vielleicht sollte ich noch mal in der Lagerhalle vorbeischauen. Es wäre sinnvoll, dort die Nacht zu verbringen, falls Phil zurückkommt. Astrid und die anderen haben bestimmt nichts dagegen. Ich reibe mir über die Augen und gähne. Die Anstrengung des Tages hängt mir in den Knochen, vor allem, weil ich heute nicht mehr viel tun kann. Ich weiß nicht, wie lange ich vor der Figur sitze, bevor ich mich aufraffe. Meine Hose ist total durchgeweicht und die Kälte frisst sich gerade von meinem Unterkörper nach oben.

Ich lasse das Handy erneut Tuten und dieses Mal verpasse ich das Auflegen, als die Mailbox rangeht. Ich lasse die Ansage durchlaufen und bin verwirrt, als ich anschließend Phils Stimme höre. Ich kann mich nicht erinnern, dass er früher etwas aufgenommen hatte.

»Walter Moers hat genau das Richtige gesagt: »Das Universum besteht aus sieben Regionen, Norden, Süden, Westen, Osten, Vorher, Nachher und Zuhause. Und mein Zuhause ist dieses Mädchen, verdammt.«

Dann verklingt seine Stimme und eine Gänsehaut überzieht meine Arme, weil ich gehört habe, dass er noch am Leben ist. Natürlich kann ich nicht sagen, wann er diese Aufnahme gemacht hat, aber ich glaube, vorgestern kam sie noch nicht.

Walter Moers ist ein Autor, das weiß ich. Ich google nach ihm und in diesem Moment fällt es mir wie Schuppen von den Augen. Das war eine Botschaft für mich und ich habe sie nicht abgehört. Ich weiß, wo Phil ist. Walter Moers ist der Autor, der die Geschichten rund um Käpt'n Blaubär geschrieben hat.

Die Figur Tabaluga steht 450 Meter von der Gera entfernt, auf der ein Boot liegt, in dem Käpt'n Blaubär und Hein Blöd sitzen.

31 – Augen voller Tränen

Die Minuten ziehen sich. Obwohl ich die Strecke jogge, kommt es mir so vor, als hätte ich das Tempo einer Schnecke. Als die Gera in mein Blickfeld kommt, bleibt mein Herz stehen. Eine schemenhafte Gestalt, dunkel gekleidet und fast im Nebel verschwunden, klettert gerade auf die Brücke hinauf. Es sieht wackelig aus und ich weiß genau, dass es Phil ist. Eine kleine Menschentraube hat sich um ihn gebildet und ich kann nicht glauben, dass sie nur danebenstehen und nichts tun. »Phil!«, schreie ich und werde schneller, aus dem Joggen wird ein Rennen und immer wieder rufe ich seinen Namen. Die Leute sehen mich an und am liebsten würde ich sie anschreien und fragen, warum niemand etwas tut. Ich kämpfe mich durch die Menge.

»Phoenix!«, schreie ich, weil Phil auf seinen Namen nicht reagiert, und ein Ruck geht durch seinen Körper. Er steht auf dem Geländer und als er meine Stimme hört, setzt er sich hin. Doch er wackelt bedrohlich. Im ersten Moment bin ich erleichtert, aber nur so lange, bis ich bei ihm ankomme und er sich nicht zu mir umdreht. Ich stehe direkt hinter ihm und würde ihn gern an seiner Jacke festhalten, damit er nicht fällt, doch er wirkt wie erstarrt. Das Einzige, was ich erkenne, ist das Beben seiner Schultern. Er weint.

»Komm runter, bitte. Du fällst noch«, murmele ich und weiß, dass er mich hört, auch wenn er mich gerade nicht ansieht. Ich traue mich nicht, ihn zu berühren.

»Es ist kein Fallen, wenn man mit dem Ziel herkommt zu springen, Isa«, haucht er und die kalte, dunkle Entschlossenheit in seiner Stimme jagt mir eine riesige Angst ein.

»Du darfst mich nicht verlassen«, sind die einzigen Worte, die durch meine zugeschnürte Kehle gelangen, die Tränen hören nicht auf zu fließen.

»Du wirst mir nicht verzeihen. Du weißt, dass ich dich belogen habe. Ich wusste, dass du es bald erfahren wirst.« Mir fällt nichts ein, also atme ich tief durch und klettere neben ihn. Es ist waghalsig, voller Liebe und auch ein bisschen verrückt.

»Isa – was tust du?«

Es ist das erste Mal, dass Phil mich anblickt und geschockt aussieht. Nichts von der Kälte, die ich in seiner Stimme gehört habe, ist nun in seinen Augen sichtbar. Zum Glück, kurz durchfährt mich Erleichterung.

»Wenn du springst, dann springe ich auch«, sage ich und in diesem Augenblick machen die Worte Sinn.

»Nein«, sagt er und ist dabei sehr bestimmt, doch ich nehme nur seine Hand in meine.

»Ich weiß, dass du Phoenix bist, ja. Ich bin enttäuscht und auch ein wenig wütend, aber ich verstehe es.« Ich streiche über seine Hand, die eiskalt ist. »Die Anonymität und die brutale Ehrlichkeit haben uns in meinem Tagebuch einen Aufschwung gegeben und wir sind gemeinsam geflogen.«

Er antwortet nicht, also spreche ich weiter. »Denk doch mal an deinen Decknamen. Du bist ein Phoenix, Phil. Du steigst aus deiner eigenen Asche wieder auf, obwohl du verbrennst. Du bist mein Held.«

Ich schniefe und wische mir mit dem Ärmel über die Nase. »Warum willst du mich verlassen? Bin ich es nicht wert, geliebt zu werden?«, frage ich und Saskia hält ein großes blinkendes *»Richtig«*-Schild nach oben.

»Das denkst du nicht wirklich, oder?«, fragt Phil und ich spüre einen Druck auf meiner Hand, als er meine Finger fester umklammert. »Das hat überhaupt nichts mit dir zu tun, Isa!«

»Ich weiß gar nicht mehr, was ich denken soll. Wir sind auf Wolke sieben noch nicht einmal angekommen gewesen, da sind wir schon hinuntergestürzt und ich verstehe einfach nicht warum.«

»Ich bin Phoenix, alles was du gelesen hast, ist meine Geschichte. Mir wurde die Knarre an den Kopf gehalten, ich habe die Menschen, die für mich wie eine Familie waren, vor ihrem Tod angelogen. Ich habe ihnen gesagt, dass alles gut wird, während ich das Blut aus ihnen herauslaufen gesehen habe und wusste, dass sie gehen müssen. Außerdem habe ich in letzter Zeit immer öfter Besuch von Bruno. Ich habe mich bei deinem Kumpel nicht gewehrt, weil ich dachte, er verletzt mich möglicherweise lebensbedrohlich und es wäre besser so.«

Er schließt die Augen und wäre es nicht so wackelig auf dem Geländer, würde ich ihn jetzt umarmen. Außerdem brauche ich einen Moment, um zu verarbeiten, was er sagt.

»Und weißt du, was das Schlimmste ist? Bruno lässt mich nicht los. Jedes Mal, wenn ich die Augen schließe, sehe ich ihn wieder vor mir. Den Amokläufer. Und diese Bezeichnung ist viel zu anonym. Es war mein bester Freund, der durchgedreht ist.«

Ich schlucke, das ist hart. Ich kann mir nicht einmal vorstellen, wie es sein muss, in seiner Haut zu stecken.

»Ich habe nicht bemerkt, dass er vom Weg abgekommen ist. Ich war blind, weil ich auf meine eigenen Probleme fixiert war. Vielleicht bin ich schuld, dass er durchgedreht ist. Er war immer der Sohn, den mein Vater wollte. Ich war nie genug und irgendwann bin ich wütend geworden und habe mich nicht mehr um ihn gekümmert, weißt du? Im Nachhinein ist herausgekommen, dass er gemobbt wurde und sehr gelitten hat. Ich habe nicht mitbekommen, dass mein bester Freund anscheinend die Hölle durchlebt hat.«

Ich kann die ganzen Informationen gar nicht so schnell verarbeiten, wie Phil sie mir um die Ohren wirft. Aber das ist in diesem Moment auch nicht wichtig. Es ist nur relevant, dass er spricht und ich ihn vielleicht dazu bewegen kann, mit mir vom Geländer zu klettern.

»Dann habe ich eine Therapie angefangen und gemerkt, dass mir einfach nichts hilft. Mein Trauma ist so groß, dass ich niemanden an mich herangelassen habe. Es war gar nicht möglich, mir zu helfen. Ich habe jede mögliche Therapieart probiert. Gruppensitzungen, Einzelgespräche. Aber durch meine Träume oder weil ich einfach nicht therapierbar bin, hat das alles nicht geklappt.« Er stockt einen Augenblick. »Hilfe annehmen ist nicht meine Stärke. Ich habe angefangen, meine Eltern anzulügen und meine Mutter damit so oft verletzt. Als ich dann von meinem Vater im Suff gehört habe, dass Mattheo der eigentlich wahre Sohn für ihn war, habe ich es geglaubt.«

»Mattheo?« frage ich.

»Das ist mein bester Freund gewesen, also, du weißt schon, der Täter. Wir waren so eng miteinander, dass mein Vater ihn wie einen eigenen Sohn behandelt hat und sich mehr um ihn gekümmert hat als um mich. Ich habe nie gemerkt, dass mein eigener Vater ihn auf die Idee gebracht hat, sich auf diese Weise zu wehren. Ich habe einfach mit niemandem gesprochen, weil mich der Neid zerfressen hat. Mattheo war der Sohn, den mein Vater sich immer gewünscht hat.« Phil schluckt und spricht dann weiter. »Er hat so viele unzählige Menschen getötet. Als er vor mir stand und mir die Knarre an die Stirn gehalten hat, hat er mich einfach nur angesehen. Es waren gefühlt Stunden, doch dürften eigentlich nur wenige Minuten gewesen sein.«

Er reißt die Augen auf und ich kann mir vorstellen, dass er es vor seinem inneren Auge noch einmal erlebt. Ich halte ihn fest, so gut ich kann, und lege meinen Kopf vorsichtig auf seine Schulter.

»Zum Schluss war er zu feige, zu seinen Taten zu stehen, und hat sich vor den Augen der Polizisten erschossen. Ich habe dabei zusehen müssen, wie ein Teil meiner Familie gestorben ist.«

Ich weiß nicht, was ich sagen soll. Solche Geschichten hört man sonst nur im Fernsehen oder in den Nachrichten. Über die

Aufklärungsübungen in der Schule macht man sich lustig, doch wenn man die wahre Story hinter so einem Vorfall erfährt, wird einem anders.

»Ich traue mich nicht, um ihn zu trauern, weil seine Tat ihn zu einem schlechten Menschen macht. Aber gleichzeitig war er doch mein bester Freund.« Phil schweigt einen Augenblick und ich verstehe diese Zerrissenheit. »Dann hat mich Bruno überfallen und wenn ich ehrlich bin, er bringt immer eine Saskia mit.«

Ich nicke, verstehe, was Phil meint, und versuche, Worte zu formen.

»Man kann einem Menschen nur helfen, wenn er bereit ist, es anzunehmen. Ich habe auch erst jetzt verstanden, dass ich Hilfe brauche.« Ich schlucke und nehme meinen ganzen Mut zusammen, bevor ich die nächsten Sätze sage. Phil blickt mich unverwandt an und sagt: »Ich glaube, wir beide brauchen Hilfe.«

32 – Akzeptanz

Die Angst in seinen Augen zeigt mir dieselbe Emotion, die durch meinen Körper fährt. Saskia dreht in meinem Inneren komplett durch und haut mir dabei direkt in die Magengrube. Das Flimmern vor meinen Augen wirkt wie ein Schwarm Mücken, der Tango tanzt.

Man sieht richtig, wie Phil in sich zusammensackt, doch ich erkenne sein Nicken.

»Ja. Du hast recht«, sagt er und ich umklammere seine Finger fester.

»Wir machen das gemeinsam, doch zuerst sollten wir hier runter.«

Die eisigen Regentropfen spüre ich schon fast nicht mehr, dennoch merke ich, wie alles glitschiger wird und ich nicht mehr weiß, wie lange ich mich hier noch richtig festhalten kann. Vor allem mit einer Hand, weil die andere ja Phils hält. Irgendwie ist mir das alles nicht geheuer.

»Ich genieße es, hier zu sitzen. Es ist doch fast schön, dem Tode so nah zu sein, nur ein Sprung entfernt vom Horizont«, sagt Phil und macht mir damit immer mehr Angst. Vielleicht sollte ich direkt einen Krankenwagen rufen. Ich weiß nicht, wie lange er es ohne professionelle Hilfe noch schafft.

»Was würdest du denn vom Tod haben?«, will ich wissen und bin wirklich neugierig. Ich habe ja auch schon darüber nachgedacht. Doch das ist eine Weile her. In letzter Zeit habe ich eher das Gefühl, endlich mal auf der Achterbahn in Richtung Himmel zu sitzen und nicht auf den Abgrund zuzurasen.

»Die Erinnerungen würden mich nicht mehr heimsuchen. Die Schuldgefühle würden sich nicht mehr an mir sattessen und du wärst viel besser dran.«

»Du weißt nicht, was du da sagst.«

Ich werde lauter, hysterischer und mit jedem Wort steigere ich meine Lautstärke, um ihm begreifbar zu machen, was ich fühle. »Du bist alles, was ich mir je gewünscht habe. Du bist mein Lebensmittelpunkt und du hast mir mit deinen Worten, egal, ob als Phil oder als Phoenix, das verdammte Leben gerettet. Du kannst jetzt nicht so feige sein und mich verlassen, nachdem du mir meinen ersten Kuss gestohlen und mir endlich das Gefühl gegeben hast, angekommen zu sein.«

Ich hole tief Luft.

»Ich bin so sehr in dich verliebt, Phil. Ich habe dich als Phil gern und als Phoenix. Bruno ist ein Idiot, genau wie Saskia. Aber wenn die beiden uns jetzt auseinanderbringen, noch bevor wir unsere Reise begonnen haben, was macht dann überhaupt noch einen Sinn?«

Meine Kehle brennt vom Schreien und auch von den Tränen, die sie umschlingen und dadurch das Sprechen schwerer machen.

»Unsere Liebe macht mir Angst. Meine Gefühle für dich sind so stark, dass ich nicht weiß, wie ich sie händeln soll. Ich habe so etwas noch nie erlebt und bin mir ganz sicher, dass wir für diese Macht viel zu jung sind. Schließlich sagt man doch, dass Jugendliebe vergänglich ist. Ich will nicht, dass du meine wertvollste Rose bist und dann immer weiter verblühst.« Ich schlucke bei Phils Worten, weil ich genau dasselbe empfinde.

»Vielleicht sollten wir aufhören, nur an Morgen zu denken, und lieber das Jetzt genießen. Jetzt gerade bin ich wahrhaftig in dich verliebt und ich kann nicht ohne dich. Lass nicht zu, dass uns das Morgen kaputtmacht, bevor wir das Jetzt genießen.«

Er nickt und umklammert meine Hand, sodass ein süßer Schmerz hindurchfährt. »Aber wir müssen gemeinsam unsere Vergangenheit akzeptieren und irgendwie Hilfe suchen, sonst können wir keine Zukunft haben. Wir müssen das nicht nur füreinander tun, sondern auch für uns selbst. Du musst auch für dich entscheiden, weiterzumachen. Wenn wir immer nur unseren Dämonen hinterherrennen, dann verschlingen sie uns.«

Phil nickt. »Du hast recht. Ich muss für mich selbst kämpfen. Danke, dass du mir verzeihst. Ich wollte dir immer wieder sagen, dass ich Phoenix bin. Ich habe Worte formuliert, wollte dir Hinweise geben und dann habe ich den Schwanz eingezogen, weil die Anonymität mich so beflügelt hat.«

Mir kommt eine Idee.

»Was hältst du davon, wenn wir das mit dem Tagebuch beibehalten? Wir reden nur darüber, wenn wir es möchten, ansonsten bleibt alles Geschriebene in unserem Buch.«

»Ja, das ist eine gute Idee.« Ich nicke und nehme noch einmal allen Mut zusammen, in der Hoffnung, dass wir nun das Geländer verlassen.

»Lass uns hinunterklettern und nach Hause gehen.«

Phil nickt. »Ich steige zuerst runter, dann helfe ich dir.« Ich nicke, doch als er auf den Boden springt, verliere ich den Halt. Dann falle ich, ich falle tief und das Letzte, was ich höre, ist der markerschütternde Schrei meines Namens.

33 – Fallen oder Fliegen?

Ein rhythmisches Piepen lässt mich die Augen öffnen. Mein Schädel pocht, ich habe so starke Kopfschmerzen wie noch nie und als ich meine Schläfen massieren will, spüre ich, dass ein Verband um meinen Kopf gewickelt ist.

»Wo bin ich?«, murmele ich und sehe mich um. Erst langsam klärt sich mein Blickfeld und ich erkenne das Gerät, das die scheußlichen Geräusche hervorbringt, die meinen Kopf explodieren lassen. Es ist eine EKG-Maschine, die meinen Herzschlag dokumentiert. Ich liege in einem Krankenhauszimmer und spüre einen unfassbaren Durst in meiner Kehle aufkommen. Ich taste um mich herum, denn ich bin allein und finde dann eine Klingel.

Es dauert nicht lange, bis eine Schwester reinkommt und mich anlächelt. »Schön, dass du wach bist«, begrüßt sie mich und ohne, dass ich etwas sagen muss, schenkt sie mir ein Glas Wasser ein.

»Was ist passiert?«, frage ich, nachdem ich einen Schluck zu mir genommen habe und es mir direkt besser geht, auch wenn die Kopfschmerzen nicht aufhören.

»Was ist das Letzte, woran du dich erinnerst?« Ich höre Besorgnis in ihrer Stimme und verstehe nicht, was los ist. Ich erinnere mich an alles. Ich saß mit Phil auf einer Brücke, beziehungsweise auf einem Geländer. Er ist Phoenix und – ich stocke, irgendwie ist alles, was danach passiert ist, nur noch schwarz.

»Ich war mit meinem Freund an der Gera bei Käpt´n Blaubär und dann – keine Ahnung.« Die Schwester, auf deren Namensschild Susanne steht, nickt und tätschelt mir die Hand.

»Du bist gefallen, zumindest hat uns das dein Freund so gesagt. Wisst ihr, wie gefährlich es ist, auf einem Geländer zu chillen?«

Wäre das Thema nicht so ernst, wäre es sogar lustig, wie sie bei dem Wort »chillen« das Gesicht verzieht, als hätte sie einen sauren Apfelring verspeist. Sie scheint nicht viel von Jugendsprache zu halten. »Es ist alles nicht so einfach.« Meine Stimme klingt kratzig und bevor mir die Schwester erklären kann, was wirklich passiert ist, als ich in der Dunkelheit versunken bin, wird die Tür aufgerissen. Meine Eltern stürmen herein und ich glaube, ich habe meinen Vater noch nie so ungepflegt in der Öffentlichkeit gesehen. Er trägt tatsächlich eine Jogginghose und auch meine Mutter hat verknitterte Sachen an. Dann bleibt mein Herz für einen kurzen Moment stehen, bevor es anfängt kräftiger zu schlagen. Phil steht im Türrahmen, er sieht fix und fertig aus. Ich bin ich einfach nur so erleichtert, ihn zu sehen. Ich würde am liebsten aus dem Bett in seine Arme springen und ihn nie mehr loslassen, doch ich bin mir sicher, dass das nicht gerade gegen meine Kopfschmerzen helfen würde.

»Wir sind so froh, dass du wach bist«, höre ich meine Mutter vor Erleichterung seufzen, doch meine Aufmerksamkeit richtet sich komplett auf Phil. Er hat ein kleines Lächeln auf den Lippen und ich wünschte, er würde endlich den Raum richtig betreten und nicht weiter dort stehen bleiben. Ich will, dass er nie mehr weggeht und mir nie mehr solche Angst macht wie an der Gera.

»Was ist denn passiert?« Ich bemerke, dass die Schwester sich zurückgezogen hat, und sehe meine Eltern an, auch wenn es mir schwerfällt, den Blick von Phil zu nehmen, da ich Angst habe, dass er gehen könnte. Als er allerdings neben mein Bett tritt und meine Hand nimmt, fühlt sich alles schon viel leichter an.

»Phil hat uns angerufen. Du bist vom Brückengeländer an der Gera in den Fluss gefallen. Du musstest geborgen werden und es war für kurze Zeit nicht sicher, ob du es schaffst«, sagt mein Vater und die letzten Wörter sind von Tränen durchzogen. Ich kann nicht anders, als Phil anzusehen. Eine einzelne Träne landet auf meinem Handrücken.

»Du bist einfach abgerutscht. Ich habe nach dir gegriffen und konnte dich nicht halten. Für einen Augenblick dachte ich, du wärst tot. Wie du da auf dem Wasser getrieben bist, dich nicht gerührt hast ...«

Da meine Eltern nicht reagieren, schätze ich, dass sie schon mit Phil gesprochen haben. So habe ich mir das Kennenlernen auf jeden Fall nicht vorgestellt, nicht einmal annähernd. Ist es nicht verrückt, dass das schlimmste Szenario, das ich mir zuvor vorstellen konnte, darin bestand, dass meine Eltern und mein Freund sich nicht verstehen könnten? Nun ist es viel schlimmer gekommen und sie haben sich im Krankenhaus kennengelernt. Bisher dachte ich, dass nur mein Kopf wehtut, aber als ich die Decke zurückschlage, entdecke ich, dass mein Bein bis unter das Knie eingegipst ist.

Ich erfahre, dass ich operiert werden musste.

Als ich im Wasser gelandet bin, bin ich mit dem Fuß gegen einen Stein geprallt. Was mein Glück war, denn in einem sind sich die Ärzte sicher: Wenn ich stattdessen mit dem Kopf aus dieser Höhe auf einem Felsen am Boden des Flusses aufgekommen wäre, würde ich jetzt nicht mehr hier liegen. Und wenn doch, wäre ich nicht mehr in der Lage zu sprechen oder irgendetwas selbstständig zu tun. Außerdem war ich total unterkühlt, als ich im Krankenhaus ankam. Wenn man es also zusammenfasst, ist mein Schutzengel nicht alleine gewesen, sondern hatte wahrscheinlich eine komplette Armee dabei.

Es ist Samstagabend. Heute früh bin ich aufgewacht, nachdem ich fast zwei Tage durchgeschlafen habe. Ich erinnere mich nicht mehr an die 48 Stunden und würde mal behaupten: Ich war selten so froh, am Leben zu sein. Als am Abend meine Eltern gehen, bleibt Phil noch bei mir.

»Es ist alles meine Schuld«, sagt er immer wieder.

»Das stimmt doch gar nicht. Ich bin zu dir geklettert, die Gefahr war mir bewusst«, widerspreche ich und fast stimmt es sogar. In irgendeiner Weise bin ich bereit gewesen, das Risiko einzugehen. Die Konsequenzen sind acht Wochen Gips und dass ich mein Bein nicht belasten darf. Meine Kopfschmerzen durch den Aufprall auf dem Wasser werden mich wohl noch eine Weile begleiten. Aber das ist in Ordnung, denn wenn ich Phil ansehe und die Liebe in seinen Augen erkenne, weiß ich genau: lieber ein gebrochenes Bein und ein paar Schmerzen als die Bewusstheit, nie mehr mit Phil glücklich sein zu dürfen.

»Die Standpauke deiner Eltern war viel zu kurz«, murmelt Phil. Er sitzt neben mir auf dem Stuhl und liegt mit seinem Kopf auf meinem Bauch. Ich streiche ihm über seine Haare und er blickt mich aus Augen an, in denen ich die ganze Welt entdecke. Mein eigenes Universum liegt darin.

»Na ja, du wärst hinterhergesprungen, wenn dich die Passanten nicht abgehalten hätten. Außerdem hast du so schnell die Sanitäter gerufen, dass du irgendwie auch mein Lebensretter bist, in so vielen Facetten. Sie sind froh, dass du so schnell gehandelt und mich gerettet hast.«

Er schüttelt den Kopf, was sich komisch auf meinem Bauch anfühlt und fast ein bisschen kitzelt.

»Ohne mich wärst du gar nicht in diese Situation gekommen«, wirft Phil ein. »Ich habe den Sanitätern die Wahrheit gesagt. Ich bekomme jetzt professionelle Hilfe. Ich habe wieder Hoffnung, ich will nicht aufgeben. Mein Leben hält noch so viel bereit.« Er lächelt mich an. »Von Saskia habe ich ihnen nichts erzählt, das wollte ich lieber dir überlassen.« Ich nicke.

»Dankeschön, aber bei der morgigen Visite werde ich auch mit der Wahrheit rausrücken.«

Ein paar Tage später werde ich aus dem Krankenhaus entlassen. Ich habe mit den Ärzten tatsächlich über Saskia gesprochen und meine Eltern wurden ebenfalls zu diesem Gespräch dazugeholt. Phil ist fast jeden Tag nach der Schule bei uns zu Hause. Wir begleiten uns gegenseitig zur ambulanten Therapie. Gehen gemeinsam hin, haben dann aber getrennte Sitzungen, damit jeder von uns an sich arbeiten kann. Das ist wichtig für die Heilung, die wir beide durchlaufen müssen. Einen stationären Therapieplatz zu finden ist fast unmöglich und trotzdem haben wir es im Hinterkopf. Für den Notfall haben wir jedoch ein Codewort vereinbart: Cheeseburgerpancakesandwich – wenn dieses Wort fällt, herrscht oberste Alarmstufe und wir rufen sofort beim medizinischen Notdienst an und bitten um eine Einweisung. Dann sind Saskia und Bruno zu laut und lassen uns nicht mehr anständig denken.

Auch jetzt im Moment ist Phil bei mir zu Besuch. Wir liegen in meinem Zimmer und lesen, als es an der Tür klopft.

»Ja?«, frage ich und meine Eltern treten ein.

»Wir wollen mit euch Turteltäubchen sprechen. Es gibt Spaghetti, kommt ihr?«

Phil und ich nicken. Die Anspannung zwischen ihm und meinen Eltern ist verflogen. Er trägt mich die Stufen nach unten, weil wir natürlich jetzt nicht vorübergehend einen Treppenlift eingebaut haben. In zwei Wochen darf ich auf Krücken umsteigen und freue mich schon darauf, wieder ein bisschen selbstständiger zu sein. Mein Kopf ruht an Phils Brust und ich sehe zu ihm nach oben. Ich kann noch immer nicht begreifen, dass dieser eine Mensch mein Ein und Alles ist. Meine Welt, mein Universum. Er ist alles, was ich je gebraucht habe, mir in meinem Inneren sehnlichst gewünscht habe, und derjenige, mit dem ich jetzt gerade alles teilen möchte, was ich besitze.

Als wir am Esszimmertisch sitzen, hilft Phil meiner Mutter wie selbstverständlich und nimmt ihr den Topf mit den Spaghetti ab, sodass sie die Soße auf den Tisch stellen kann. Unser Familienbild hat sich in den letzten vier Wochen unfassbar geändert. Phil ist ein fester Bestandteil geworden, er hilft, wo er kann, und bedankt sich täglich bei meinen Eltern. Abends geht er zurück in die Lagerhalle. Papa hat seine Dienstreisen aufgegeben, arbeitet jetzt nur noch hier im Büro seiner Firma und hat Aufgaben delegiert, sodass er mehr Zeit für uns hat. Mama hat ihre Stelle ebenfalls ein bisschen reduziert und der Familienfrieden, der eine Zeit lang eher einem kleinen Familienkrieg geähnelt hat, erinnert an einen Schmetterling. Wir waren gemeinsam eine Raupe, jetzt steigen wir auf und fliegen mit einer Schönheit, die wir nie geahnt hätten.

»Wir wollten mit euch über etwas sprechen«, sagt mein Vater, während ich mir den ersten Löffel Nudeln in den Mund stecke und es mir schmecken lasse.

»Ich kann wieder weniger zu Besuch kommen, nur helfe ich Isa gern. Aber wenn euch das stört, ist das kein Problem. Sobald ich etwas verdiene, gehe ich auch einkaufen oder so«, unterbricht Phil ihn direkt und redet sich in Rage. Ich lege ihm die Hand auf den Unterarm und streiche darüber.

»Lass uns doch erst mal hören, was sie zu sagen haben.«

Ich sehe, wie mein Vater Phil ebenfalls eine Hand auf den Arm legt, und der Blick, den er ihm zuwirft, ist fast väterlich. Eine Gänsehaut überzieht meine Arme und ich fühle mich, als wäre ich endlich angekommen. Man darf mich nicht falsch verstehen, Saskia ist noch immer eine dumme Kuh und hält mich auf Trab. Gemeinsam mit Petra, den Panikattacken, und Anton, der Angststörung, die zu ihr dazugehören, ist sie noch immer gefährlich und macht mich verrückt. Aber irgendwie sind die dunklen Phasen ein bisschen heller, fast so, als wären Sterne am Himmel, die mir zeigen, es gibt einen Ausweg.

»Wir wollten dir anbieten, dass du vorübergehend bei uns wohnen kannst. Doch es gibt eine Bedingung«, sagt meine Mutter und Phils Löffel, der ihm vor Schock aus der Hand fällt, landet scheppernd auf dem Glastisch. Wir beide sehen uns an, ungesagte Worte stehen zwischen uns.

»Natürlich im Gästezimmer, für alles andere ist Isa eindeutig zu jung.« Meine Wangen färben sich dunkelrot, als ich Vaters Worte höre und mir vorstelle, wie er sich mit mir über Bienchen und Blümchen unterhalten möchte. So weit sind wir sowieso noch nicht und das ist okay, aber ich meine – zusammenziehen sozusagen?

»Ja«, schreie ich vor Freude, doch Phil sieht noch nicht ganz begeistert aus.

»Das wäre super nett, aber welche Bedingung meint ihr?«

»Es wird ein klärendes Gespräch mit deiner Mutter geben. Wir setzen uns alle zusammen an einen Tisch.«

Ich lege meine Hand auf Phils Unterarm. Seine Finger zittern und ich kann seine Nervosität spüren.

»Okay«, sagt er schließlich und ich bin so stolz auf ihn, das wäre vor Wochen noch nicht möglich gewesen. Und weil er der Meister der schlechten Themenwechsel ist, sagt er: »Ich übernehme aber wenigstens die meisten Haushaltsaufgaben.«

»Das bekommen wir hin. Du bist gut für unsere Tochter, aber wenn du ihr wehtust, muss ich dich leider umbringen.«

In dem Blick, den meinen Vater meinem Freund zuwirft, liegt eine Mischung aus Sorge um mich und Freude darüber, dass die Farben meiner Gedanken langsam anfangen zu strahlen.

Als Phil und ich später wieder in meinem Zimmer sind, erzählt er mir davon, wie weit seine Idee mit dem Kältebus mittlerweile ausgereift ist. Wir haben die freie Zeit im Krankenhaus dazu genutzt, uns eine weitere Hilfsaktion für die Obdachlosen zu überlegen. Auch meine Freunde aus der Hummelcrew waren sofort Feuer und Flamme und haben tatkräftig mitgeholfen. Gemeinsam mit der Abschlussklasse arbeiten wir daran, einen

Nightliner zu organisieren. Die kleinen Kabinen darin können Menschen einen warmen Platz zum Schlafen geben, wenn sie kein Zuhause haben.

Ich habe das Gefühl, dass es uns beiden langsam besser geht und die Therapie uns guttut. Und das sage ich jetzt auch zu Phil, als wir wieder in meinem Zimmer auf dem Bett liegen. Er nickt. »Ich bin auch froh, dass wir das gemeinsam durchziehen. Wir sind Teenager, die krank sind, gefangen in einer verrückten Welt, in der es ein Tabu ist, darüber zu sprechen«, sagt Phil.

Ich nicke. »Aber meinst du nicht, dass es Saskia und Bruno schnell zu doof werden würde, uns weiter zu nerven, wenn wir anfangen würden, darüber zu reden?«

»Wir werden gegen die beiden kämpfen.«

Ich nicke und dann nehme ich all meinen Mut zusammen. »Gibst du mir mal mein Handy?«

Phil runzelt die Stirn, steht aber auf und gibt mir mein Smartphone aus der Tasche. »Ich habe eine verrückte Idee: Was hältst du davon, wenn wir gemeinsam einen Instagram-Kanal gründen, mit dem wir anderen eine Plattform bieten, auf der sie sich über ihre Probleme austauschen können. Wir könnten dort von Bruno und Saskia erzählen.« Phil schaut erst etwas überrumpelt, lässt sich dann aber von meiner Euphorie für diese Idee anstecken. Ich öffne die Frontkamera und die Videofunktion.

»Hallo. Mein Name ist Isabell, ich bin fünfzehn Jahre alt und ich bin depressiv. Alles fing damit an, dass ich meiner Depression den Namen Saskia gegeben habe. Heute ist Tag eins des Kampfes. Ich trete Saskia in den Hintern.«

Danksagung

BEI DIESER GESCHICHTE fällt mir die Danksagung ein bisschen schwer, weil so viele Emotionen in diesem Manuskript stecken. Dennoch möchte ich versuchen der Geschichte gerecht zu werden, dafür muss ich euch aber erst einmal ein bisschen etwas zur Entstehung erzählen.

Das Manuskript habe ich in einem Monat geschrieben, und zwar beim legendären #nanowrimo, dem Wettbewerb, in dem Autoren versuchen in 30 Tagen eine Geschichte zu schreiben. Also habe ich im November 2021 die Geschichte geschrieben, als ich selbst gerade Besuch von Saskia hatte.

Ich habe ihr eine Stimme gegeben und hoffe, ich kann mit der Geschichte den Menschen Mut machen, dass es okay ist, wenn man sich eingesteht, dass man Probleme hat. Das ist vorab auch eine wichtige Botschaft: Sucht euch Hilfe. Es gibt zum Beispiel die Möglichkeit, über die 116 117 einen Termin bei einem Psychologen zu bekommen. Es ist ein langwieriger Weg, das weiß ich selbst, doch bitte gebt nicht auf. Ansonsten wendet euch auch an eure Krankenkasse, die helfen euch bestimmt weiter.

Wenn ihr euch das alles nicht traut, dann fangt bitte nicht an zu schweigen. Redet mit euren Vertrauten darüber, denn nur wenn ihr euch traut, die Stimme zu erheben, dann werdet ihr gehört.

Nun aber zu den Dankeschöns.

Zuallererst möchte ich Yvonne Schmotz danken und an dieser Stelle auch dem gesamten Team des Bookspots Verlages. Als ich den Schreibwettbewerb gewonnen habe, bin ich aus allen Wolken gefallen. Ich wollte mich ursprünglich mit »Die Farbe meiner Gedanken« gar nicht bewerben, weil es eben keine klassische Liebesgeschichte ist. Umso dankbarer bin ich für die Chance. Yvonne? Du hast aus diesem Buch das Allerbeste rausgeholt und noch nie habe ich eine so tolle Zusammenarbeit gehabt, dafür möchte ich mich von Herzen bedanken. Ich hoffe sehr, dass wir noch viele weitere Projekte gemeinsam verwirklichen können.

Robin? Als meine Saskia mich die ersten Male besucht hat und sich dann auch noch der Panther der Panikattacken auf mich gelegt hast, da bist du derjenige gewesen, der meine schwarz-weiße Welt wieder in Farben strahlen lassen hat. Wie oft ich zitternd und weinend in deinen Armen gelegen habe, kann ich nicht zählen, doch eines weiß ich. Ich kann mich immer auf dich verlassen, du bist der Anker, der mich oben hält, und ich könnte dankbarer nicht sein, dass ich dich in diesem Jahr heiraten darf. Ich liebe dich, für immer wir beide.

Mama? Du bist selbst eine große Kämpferin und jeden einzelnen Tag gehst du in den Ring und haust Saskia gewaltig auf die Schnauze. Du bist so stark und ich hoffe, du erkennst, wie sehr du gewachsen bist und wie viel du gelernt hast. Ich bin so stolz auf dich. Ich liebe dich.

Papa? Ich weiß, dass Krümel dich oft vor Saskia beschützt. Dabei bist du selbst so stark. Ich liebe dich.

Ein großes Dankeschön geht auch an Ralph und Jule, die oft, wenn es mir nicht gut geht, einfach verstehen und nicht noch nachbohren.

An die beiden Omas, Irmgard und Gabi, weil bei euch immer alles besser ist, wenn man bei euch ist.

Larissa? Du machst mir so viel Mut, wenn ich gerade von Ängsten geplagt bin. Danke, dass du meine Freundin bist.

Und zum Schluss an euch alle da draußen.

Fühlt euch frei, mir von euren Gedanken über das Buch zu erzählen.

Ich hoffe, mit dieser Geschichte konnte ich eure Welt ein wenig mit Farben besprühen.

Ich bin dankbar für dieses Buch und hoffe, ihr begleitet mich weiter auf meinem Autorenweg.

Eure Melody Rose
Februar 2023

Dieses Buch enthält Szenen und Beschreibungen, die bei manchen Menschen traumatische Erinnerungen oder Gedanken auslösen können. Bitte entscheide selbst, ob du mit folgenden Themen umgehen möchtest:

- Depression
- Suizid
- Amoklauf
- Posttraumatische Belastungsstörung
- Alkoholismus
- Obdachlosigkeit

Hilfe findest du unter:

Nummer gegen Kummer

Das Kinder- und Jugendtelefon hilft den Jüngeren unter uns bei allen großen und kleinen Problemen. Wer traurig oder antriebslos ist, kann sich jederzeit unter dieser Nummer Hilfe holen. Natürlich anonym und kostenlos.

116 111

TelefonSeelsorge®

Sich quälende Sorgen von der Seele zu reden, kann erleichtern. Das Netzwerk der TelefonSeelsorge® steht 24h an 365 Tagen für anonyme und kostenlose Gespräche bereit.

0800 – 111 01 11
0800 – 111 02 22

SeeleFon

Die Angehörigen-Beratung bei psychischen Erkrankungen: Hier bieten Angehörige von psychisch Erkrankten Anleitung zur Selbsthilfe und unterstützen mit ihren Erfahrungen.

02 28 – 71 00 24 24

Info-Telefon Depression

Das Info-Telefon der Stiftung Deutsche Depressionshilfe bietet Hilfe und Information zum Umgang mit der Erkrankungen zu ausgewählten Sprechzeiten an.
(https://buendnis-depression-leipzig.de/anlaufstellen/details/infotelefon-der-stiftung-deutsche-depressionshilfe).

0800 – 33 44 533

Kassenärztlicher Notdienst/Terminservicestelle

Der Kassenärztliche Notdienst hilft immer dann, wenn nachts oder am Wochenende die Arztpraxen geschlossen sind. Seit 2020 unterstützt der Bereitschaftsdienst auch dabei, zeitnah Termine bei Fachärzten und Psychotherapeuten zu bekommen.

116 117

Quelle: Hilfecenter - Deutsche Depressionsliga e.V.

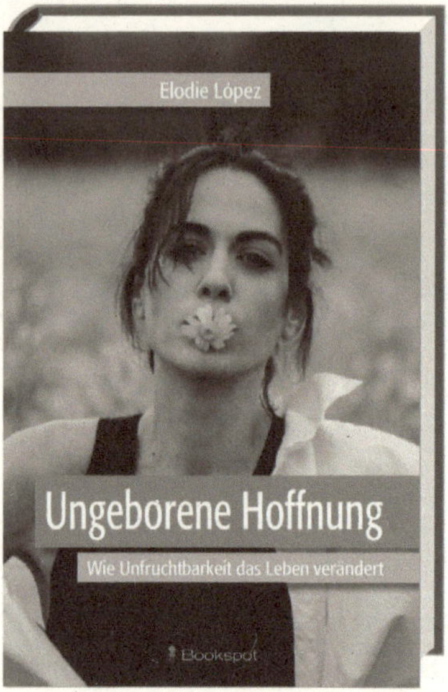

Elodie López

Ungeborene Hoffnung

Ladies Lounge, ein Imprint
des Bookspot Verlags
ISBN 978-3-95669-152-2
256 Seiten, Taschenbuch
12,95 Euro
Auch als E-Book erhältlich!

Das Leben besteht nicht nur aus Glitzer und Zuckerwatte, das müssen Elodie und Egar lernen, als sie sich ihren sehnlichsten Wunsch erfüllen wollen — ein eigenes Kind.

Als »unbezwingbare Julieta« berichtet Elodie auf ihrem Blog mit emotionaler Offenheit davon, wie durch Unfruchtbarkeit ihre Welt aus den Fugen gerät. Sie verschweigt dabei nichts: den Neid auf das Familienglück anderer, die Wut auf den gesellschaftlichen Druck, ihre Sorgen hinsichtlich künstlicher Befruchtung und die Belastung der Beziehung. Und doch schafft es Elodie dabei immer wieder, ihren Followern Hoffnung zu schenken und mit der Erkenntnis umzugehen, dass manchmal der größte Traum im Leben genau das bleibt: ein Traum.

Elodie López wurde in Frankreich als Tochter einer französischen Mutter und eines spanischen Vater geboren und wuchs in Blanes, Spanien, auf. Ihrem sehnlichsten Wunsch, Mutter zu sein, verlieh sie in ihrer Fotografie Ausdruck.

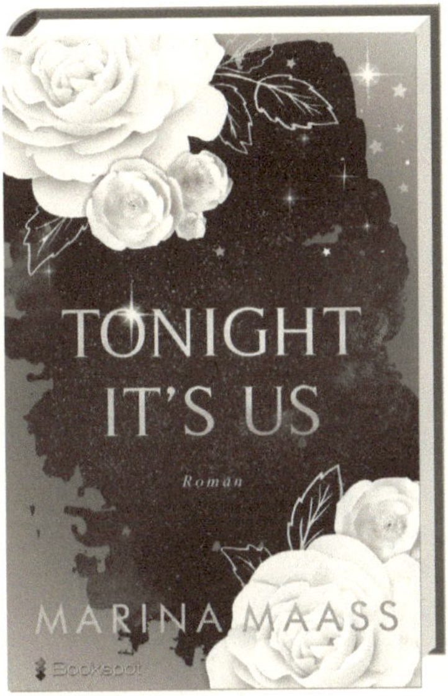

Marina Maass

Tonight It's Us

Buntstein Verlag, ein Imprint
des Bookspot Verlags
ISBN 978-3-95669-190-4
264 Seiten, Taschenbuch
15,95 Euro
Auch als E-Book erhältlich!

Sie hat nie gelernt zu leben. Er legt ihr die Welt zu Füßen.

L.A. ist wild und bunt, doch davon bekommt Kayla nichts mit: Denn wegen ihrer kontrollsüchtigen Mutter kennt sie nur das Innere ihres Hauses. Als Kayla eines Nachts durch Zufall einen Weg in die Freiheit findet, trifft sie auf den attraktiven Jake. Dieser zeigt ihr, wie schön das Leben sein kann, wenn man es richtig auskostet. Es fliegen die Funken, aber eigentlich haben sich die beiden online schon in jemand anderen verliebt. Plötzlich finden sie sich in einem Sturm der Gefühle wieder und müssen sich entscheiden: Für wen schlägt ihr Herz wirklich?

Mit märchenhafter Romantik verzaubert der neue Young-Adult-Roman von Marina Maass, in dem Kayla und Jake um ihre Freiheit, ihre Träume und ihre Liebe kämpfen.